Atul Tiwari
Gaurav Kumar Sharma

Eficácia da combinação em doentes com nefropatia diabética

Atul Tiwari
Gaurav Kumar Sharma

Eficácia da combinação em doentes com nefropatia diabética

ScienciaScripts

Imprint

Cover image: www.ingimage.com

This book is a translation from the original published under ISBN 978-3-659-83153-9.

Publisher:
Sciencia Scripts
is a trademark of
Dodo Books Indian Ocean Ltd. and OmniScriptum S.R.L publishing group

120 High Road, East Finchley, London, N2 9ED, United Kingdom
Str. Armeneasca 28/1, office 1, Chisinau MD-2012, Republic of Moldova, Europe
Printed at: see last page
ISBN: 978-620-8-34248-7

Índice:

Capítulo 1
INTRODUÇÃO

1.1 Diabetes:

A diabetes, frequentemente referida como diabetes mellitus, descreve um grupo de doenças metabólicas em que a pessoa tem um nível elevado de glicose no sangue (açúcar no sangue), quer porque a produção de insulina é inadequada, quer porque as células do corpo não respondem corretamente à insulina, ou ambos. Os doentes com níveis elevados de açúcar no sangue têm, normalmente, poliúria (micção frequente). A sede (polidipsia) e a fome (polifagia) são cada vez maiores.

O corpo não produz insulina. Algumas pessoas podem referir-se a este tipo como diabetes insulino-dependente, diabetes juvenil ou diabetes de início precoce. Normalmente, as pessoas desenvolvem diabetes tipo 1 antes dos 40 anos, frequentemente no início da idade adulta ou na adolescência. A diabetes tipo I não é nem de longe tão comum como a diabetes tipo 2. Representa cerca de 10% de toda a diabetes. Os doentes com diabetes de tipo 1 terão de tomar injecções de insulina para o resto da vida. Têm também de assegurar níveis corretos de glicose no sangue através da realização de análises sanguíneas regulares.

O organismo não produz insulina suficiente para funcionar corretamente, ou as células do organismo não reagem à insulina (resistência à insulina). Cerca de 90% dos casos de diabetes em todo o mundo são deste tipo. Algumas pessoas podem ser capazes de controlar os sintomas da diabetes tipo Ц perdendo peso, seguindo uma dieta saudável, fazendo muito exercício e monitorizando os níveis de glicose no sangue. No entanto, a diabetes tipo Ц é tipicamente uma doença progressiva que se agrava gradualmente e o doente acabará provavelmente por ter de tomar insulina. As pessoas com excesso de peso e obesas têm um risco muito maior de desenvolver diabetes tipo Ц em comparação com as pessoas com um peso corporal saudável. As pessoas com muita gordura visceral, também conhecida como obesidade central, gordura da barriga ou obesidade abdominal, estão especialmente em risco.

Este tipo afecta as mulheres durante a gravidez. Algumas mulheres têm níveis muito elevados de glucose no sangue e o seu organismo não consegue produzir insulina suficiente para transportar toda a glucose para as células, o que resulta num aumento progressivo dos níveis de glucose. Entre 10% a 20% das pessoas necessitam de tomar algum tipo de medicação para controlar a glicemia. A diabetes gestacional não diagnosticada ou não controlada pode aumentar o risco de complicações durante o parto. O bebé pode ser maior do que deveria ser.

1.2 Nefropatia diabética:

1.2.1 Definição:

A diabetes pode afetar muitas partes do corpo, incluindo os rins. Nos rins saudáveis, muitos vasos sanguíneos minúsculos removem os resíduos do corpo. Estes vasos podem ser danificados se a diabetes não for controlada. Esta lesão pode causar doença renal, que é chamada de neuropatia diabética. Se a lesão renal for suficientemente grave, os rins podem deixar de funcionar1.

1.2.2 Epidemiologia:

A nefropatia diabética é a principal causa de doença renal crónica em doentes que iniciam terapêutica de substituição renal e está associada a um aumento da mortalidade cardiovascular. A nefropatia diabética tem sido classicamente definida pela presença de proteinúria >0,5 g/24 h. Esta fase tem sido designada por nefropatia aberta, nefropatia clínica, proteinúria ou macroalbuminúria. No início dos anos 80, estudos europeus revelaram que pequenas quantidades de albumina na urina, normalmente não detectadas por métodos convencionais, eram preditivas do desenvolvimento posterior de proteinúria em doentes diabéticos tipo 1 e tipo 2. Esta fase de envolvimento renal foi designada por microalbuminúria ou nefropatia incipiente.

A diabetes e as suas complicações devastadoras reduzem consideravelmente a esperança de vida e afectam negativamente a qualidade de vida das pessoas afectadas, colocando assim imensos desafios a muitos sectores sociais. O aumento da prevalência da diabetes de 171 milhões em 2000 para 366 milhões em 2030, segundo as projecções da OMS, ameaça sobrecarregar o sistema económico e de saúde a nível mundial. A este respeito, mais de dois terços da população diabética residirá na Ásia, com a China a ocupar o segundo lugar, a seguir à Índia, países ainda em desenvolvimento económico, com relativamente poucos recursos para fazer face a estas complicações que exigem intervenções dispendiosas.

A nefropatia diabética é mais prevalente nos afro-americanos, asiáticos e nativos americanos do que nos caucasianos. Entre os doentes que iniciaram terapêutica de substituição renal, a incidência de nefropatia diabética duplicou entre 1991 e 2001. Felizmente, a taxa de aumento tem vindo a abrandar, provavelmente devido à adoção na prática clínica de várias medidas que contribuem para o diagnóstico precoce e prevenção da nefropatia diabética, diminuindo assim a progressão da doença renal estabelecida. No entanto, a implementação destas medidas está muito aquém dos objectivos desejáveis.

1.2.3 Fases, caraterísticas clínicas:

A nefropatia diabética foi didaticamente categorizada em estádios com base nos valores da excreção urinária de albumina (EAU):

- Microalbuminúria:
- Macroalbuminúria:

Os valores de corte adotados pela American Diabetes Association (ADA) (coleta de urina cronometrada, de 24 horas e spot) para o diagnóstico de micro e macroalbuminúria, bem como as principais caraterísticas clínicas de cada estágio, estão representados na Tabela 1.

Tabela 1: Estágios da Nefropatia Diabética: Valores de corte da albumina na urina para o diagnóstico e principais caraterísticas clínicas.

Fases	Albuminúria Valores de corte	Caraterísticas clínicas
Microalbuminúria	20-199 iigmin	Diminuição nocturna anormal da pressão arterial e aumento dos níveis de pressão arterial

	30-299 mg/24 h	Aumento dos triglicéridos, do colesterol total e do colesterol LDL e dos ácidos gordos saturados
	30-299 mg/g	Aumento da frequência dos componentes da síndrome metabólica Disfunção endotelial Associação com retinopatia diabética, amputação e doença cardiovascular Aumento da mortalidade cardiovascular, TFG estável
Macroalbuminúria	2200 iiginin	Hipertensão
	2300 mg/24 h	Aumento dos triglicéridos e do colesterol total e LDL
	>300 mg/g	Isquemia miocárdica assintomática, declínio progressivo da TFG

1.2.4 Sintomas:

Nas fases mais precoces da nefropatia diabética, não há sintomas. O único sintoma de lesão renal pode ser a presença de pequenas quantidades de proteínas na urina (microalbuminúria). Normalmente, não se encontram proteínas na urina, exceto em períodos de febre alta, exercício físico intenso, gravidez ou infeção.

Em pessoas com diabetes tipo 1, a nefropatia diabética desenvolve-se normalmente 5 a 10 anos após o início da diabetes. As pessoas com diabetes tipo 2 podem descobrir que já têm uma pequena quantidade de proteínas na urina (microalbuminúria) na altura em que a diabetes é diagnosticada, porque podem ter diabetes há vários anos. Os rins também não conseguem eliminar as toxinas e os medicamentos do organismo. E os rins não conseguem equilibrar muito bem os químicos no sangue.

Tabela n.º 2: Diferença entre nefropatia e pior nefropatia

S.N.	Nefropatia	Pior Nefropatia
1	Perda de mais proteínas na urina (macroaibuminuria, também designada por nefropatia manifesta)	Mais perda de proteínas
2	Pressão arterial mais elevada	Inchaço (edema) primeiro nos pés e depois em todo o corpo

3	Colesterol mais elevado	Nível superior de colesterol
4	Nível mais elevado de triglicéridos	Perda de peso
5	Menos apetite	Falta de apetite

1.2.5 Patogénese:

A patogénese da nefropatia diabética é multifatorial e a suscetibilidade genética tem sido proposta como um fator importante no desenvolvimento e progressão da nefropatia diabética.

Na nefropatia diabética ocorrem três alterações histológicas principais nos glomérulos;

1. A expansão mesangial é diretamente induzida pela hiperglicemia, talvez através do aumento da produção de matriz ou da glicosilação das proteínas da matriz;
2. Ocorre um espessamento da membrana basal glomerular; e
3. A esclerose glomerular é causada por hipertensão intraglomerular.

Capítulo 2

REVISÃO DA LITERATURA:

1. Carl Erik Mogensen et.al, "Prediction of Clinical Diabetic Nephropathy in IDDM Patients: Alternativas à microalbuminúria"

Esta perspetiva aborda a previsão de nefropatia diabética evidente em doentes com diabetes mellitus insulino-dependente (IDDM). O papel da taxa de excreção urinária de albumina elevada (microalbuminúria) na previsão da nefropatia diabética tem sido enfatizado por novos estudos de acompanhamento. O desenvolvimento de insuficiência renal grave foi observado numa grande percentagem de doentes com microalbuminúria, mas com cuidados mais intensivos para os doentes diabéticos, esta percentagem pode estar a diminuir. Por conseguinte, pode concluir-se que a microalbuminúria é atualmente o parâmetro mais simples e sensível para a deteção do doente em risco de doença renal na diabetes.

2. H.-H. Parving, B. Oxenb0ll, P. Aa. Svendsen, "Early detection of patients at risk of developing diabetic nephropathy. Um estudo longitudinal da excreção urinária de albumina"

Na tentativa de detetar os doentes com risco elevado de desenvolver nefropatia diabética, foi efectuado um estudo longitudinal da taxa de excreção urinária de albumina (imunodifusão radial) em 15 mulheres e 8 homens diabéticos insulino-dependentes de longa duração sem proteinúria (teste de Albustix negativo).

O estudo longitudinal indica que a deteção precoce de doentes com risco elevado e baixo de desenvolver proteinúria persistente, ou seja, nefropatia diabética, é possível através da utilização de um método sensível de medição da excreção urinária de albumina.

3. Jorge L. Gross, Médico, Mirela J. de Azevedo, Médica, "Nefropatia Diabética: Diagnóstico, Prevenção e Tratamento"

A nefropatia diabética é a principal causa de doença renal em doentes que iniciam terapêutica de substituição renal e afecta cerca de 40% dos doentes diabéticos de tipo 1 e de tipo 2. Aumenta o risco de morte, principalmente por causas cardiovasculares, e é definida pelo aumento da excreção urinária de albumina (EAU) na ausência de outras doenças renais. A nefropatia diabética é classificada em estágios: microalbuminúria (EAU >20 Ligmin e <199 Ligmin) e macroalbuminúria (EAU >200 Ligmin). A hiperglicemia, o aumento dos níveis de pressão arterial e a predisposição genética são os principais factores de risco para o desenvolvimento da nefropatia diabética. Os lípidos séricos elevados, os hábitos tabágicos e a quantidade e origem das proteínas alimentares também parecem desempenhar um papel como factores de risco. O rastreio da microalbuminúria deve ser realizado anualmente, com início 5 anos após o diagnóstico na diabetes tipo 1 ou mais cedo na presença de puberdade ou mau controlo metabólico. Nos doentes com diabetes tipo 2, o rastreio deve ser efectuado no momento do diagnóstico e, posteriormente, todos os anos.

4. G.C. Viberti , R.J. Jarrett , U. Mahmud, 'Microalbuminuria as a Predictor of Clinical Nephropathy in Insulin-Dependent Diabetes Mellitus'

A taxa de excreção urinária nocturna de albumina (AER) de 87 doentes com diabetes mellitus insulino-dependente foi medida em 1966-67. 14 anos mais tarde, foram obtidas informações sobre 63 da coorte original; os que estavam vivos foram reestudados, e para os que tinham morrido foram registadas informações clínicas relevantes e a causa da morte. O desenvolvimento de nefropatia diabética clínica (proteinúria positiva para "Albustix") foi relacionado com os valores de AER de 1966-67. A proteinúria clínica desenvolveu-se em apenas 2 de 55 doentes com AER inferior a 30 iigmin, mas em 7 de 8 com AER entre 30 e 140 iigmin. O risco de nefropatia diabética clínica neste último grupo foi vinte e quatro vezes superior ao do primeiro. 9*1% dos doentes com AER inferior a 30 iigmin tinham morrido, em comparação com 37*5% com AER superior. Os dois grupos não diferiram significativamente em termos de idade, composição sexual e tensão arterial inicial. A duração média da diabetes foi mais longa, mas não significativamente, nos doentes com AER superior a 30 ig/min. Assim, níveis elevados de microalbuminúria predizem fortemente o desenvolvimento de nefropatia diabética clínica. Estes níveis de AER são potencialmente reversíveis, e a sua deteção e tratamento podem prevenir a doença renal diabética.

5. H. Lesser, MD, PhD, U. Sharma, PhD, 'Pregabalin relieves symptoms of painful diabetic neuropathy a randomized controlled trial' (A pregabalina alivia os sintomas da neuropatia diabética dolorosa - um ensaio aleatório controlado)

Objetivo: A pregabalina, um ligando alfa2-delta com atividade analgésica, ansiolítica e anticonvulsivante, tem sido avaliada no tratamento da dor neuropática. Os autores avaliaram a eficácia e tolerabilidade da pregabalina (75, 300, 600 mg/dia) vs placebo em doentes com neuropatia periférica diabética (DPN).

Conclusões: Em doentes com neuropatia periférica diabética, a pregabalina demonstrou uma melhoria precoce e sustentada da dor e um efeito benéfico no sono, que foram confirmados pela impressão global positiva do doente. A pregabalina foi bem tolerada em todas as doses.

6. Pallav gupta, manoj jain, narayan prasad, rk sharma, "caraterísticas histológicas da nefropatia diabética em receptores de aloenxertos renais

Objectivos: Caracterizar as caraterísticas histológicas da nefropatia diabética (ND) recorrente e da ND de novo em biópsias de aloenxertos renais de receptores de aloenxertos renais aparentados vivos.

Conclusões: Tanto a ND recorrente como a ND de novo conduzem a disfunção crónica do enxerto e são uma causa importante de doença renal terminal em receptores de aloenxertos renais. A DN recorrente manifesta-se morfologicamente mais cedo em comparação com a DN pós-transplante de novo.

7. Dr. Mark E Cooper, et.al 'Pathogenesis, prevention, and treatment of diabetic nephropathy' (Patogénese, prevenção e tratamento da nefropatia diabética)

É provável que a fisiopatologia da nefropatia diabética envolva uma interação de factores metabólicos e hemodinâmicos. Os factores metabólicos relevantes incluem as vias dependentes da glucose, tais como a glicação avançada, o aumento da formação de polióis e a ativação da enzima proteína quinase C. Atualmente, estão disponíveis inibidores específicos das várias vias, o que permite investigar o papel destes processos na patogénese da nefropatia diabética e, potencialmente, proporcionar novas abordagens terapêuticas para a prevenção e o tratamento da nefropatia diabética. Os factores hemodinâmicos a considerar incluem a hipertensão sistémica, a hipertensão intraglomerular e o papel das hormonas vasoactivas, como a angiotensina II. A base da terapia continua a ser a obtenção de um controlo glicémico ótimo. A terapia anti-hipertensiva tem um papel importante no abrandamento da progressão da nefropatia diabética. Os agentes que interrompem o sistema renina-angiotensina, como os inibidores da enzima de conversão da angiotensina e os antagonistas dos receptores da angiotensina II, podem ser particularmente úteis como agentes renoprotectores, tanto no contexto hipertensivo como no normotensivo.

8. Reutens AT, Atkins RC.et.al 'epidemology of diabetic nephropathy'.

A nefropatia diabética afecta aproximadamente um terço das pessoas com diabetes mellitus tipo 1 ou tipo 2. Os factores de risco que afectam a progressão da doença renal incluem a excreção basal de albumina, a idade, o controlo glicémico, a pressão arterial, o colesterol sérico e a utilização de bloqueadores do sistema renina-angiotensina. Como se prevê que o número total de pessoas com diabetes aumente substancialmente até 2050, a prevalência da nefropatia diabética aumentará dramaticamente, com um aumento concomitante da mortalidade cardiovascular associada e da doença renal terminal. Esta situação terá ramificações sociais e económicas significativas, sobretudo nos países em desenvolvimento.

Capítulo 3

OBJECTIVO E OBJECTIVOS:

- Objetivo principal:

➤ Determinar a eficácia do X em combinação com Y e Y isoladamente em doentes com nefropatia diabética.

- Objetivo secundário:

➤ Determinar a segurança e a tolerabilidade do X em combinação com Y e Y isoladamente em doentes com nefropatia diabética.

➤ Determinar o efeito do fármaco X em combinação com Y e Y isoladamente nos parâmetros metabólicos desde a linha de base até ao final do estudo: Alteração da glucose plasmática em jejum, da insulina sérica em jejum, do péptido C sérico em jejum, dos lípidos séricos em jejum e da TFG-e.

Capítulo 4
PLANO DE TRABALHO:

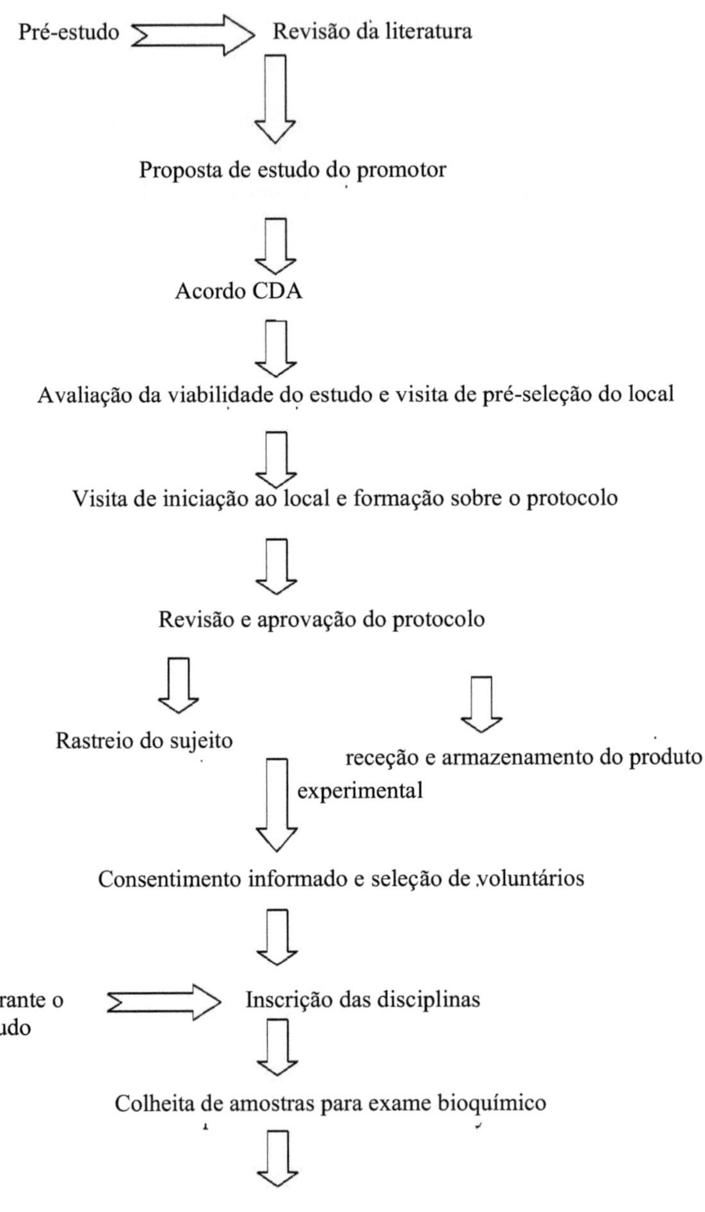

Dispensa de produtos experimentais

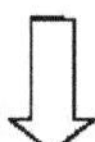

Períodos subsequentes check-in

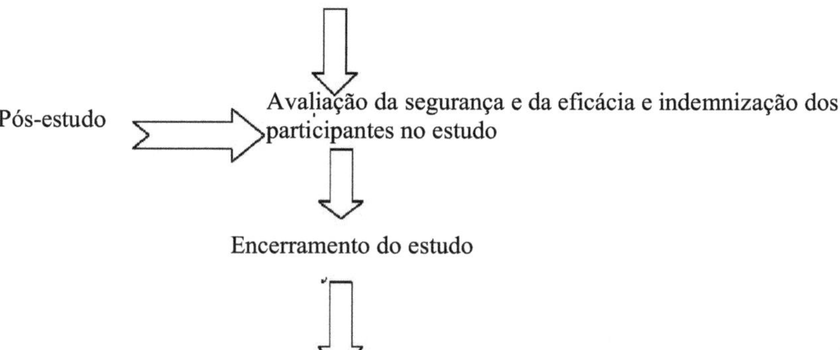

Pós-estudo

Avaliação da segurança e da eficácia e indemnização dos participantes no estudo

Encerramento do estudo

Apresentação do relatório do estudo ao patrocinador

Capítulo 5

MATERIAL E MÉTODOS:

O objetivo deste estudo é avaliar a segurança e a eficácia do medicamento X em forma de cápsula. É um estudo centrado único planeado para inscrever um total de 20 indivíduos (ambos do sexo masculino ou feminino) com doença de nefropatia diabética. Todos os sujeitos inscritos receberão o medicamento X em cápsula no tratamento.

Será avaliado de acordo com os critérios de inclusão e exclusão e será submetido a um exame físico geral e sistémico e a uma investigação laboratorial adequada, conforme mencionado no protocolo, para excluir outras doenças concomitantes antes da inscrição no estudo e do início da terapêutica.

Análises laboratoriais: análises de urina e de sangue, peso corporal e teste de massa.

Exames imagiológicos: Radiografia do tórax, ECG e TAC.

5.1 Atividade de pré-estudo

5.1.1 Início das operações clínicas

O promotor envia um pedido ao Investigador para realizar um estudo de ensaio clínico de uma nova formulação. Este pedido inclui pormenores sobre os requisitos do estudo e as condições em que o estudo tem de ser realizado. O Investigador Principal (PI) delega no Associado de Investigação Clínica (CRA) a preparação do protocolo.

5.1.2 Preparação do protocolo

O protocolo foi preparado pelo CRA. Para a preparação do mesmo, o CRA teve de estudar os estudos anteriores e a literatura sobre o medicamento em causa.

Os vários tópicos abordados no protocolo são: finalidade e objetivo, conceção do estudo, produtos de investigação, dosagem do medicamento, regime alimentar, sujeitos do estudo, alojamento e calendário de amostragem, avaliação da segurança clínica, questões éticas.

Uma vez preparado o protocolo, o PI, o Investigador Clínico (IC), o Chefe Bioanalítico e o bioestatístico analisaram o protocolo e o Chefe de Departamento e o Promotor autorizaram-no. Em seguida, o pessoal de correspondência do Comité de Ética Independente (IEC) envia um protocolo ao IEC para aprovação.

5.1.3 Alteração do protocolo

Qualquer alteração significativa no procedimento ou na conceção do estudo só era efectiva após a obtenção de uma nova aprovação do Comité de Ética. A aprovação das alterações teve de ser obtida de acordo com os procedimentos internos. Estes requisitos de aprovação não impedem de forma alguma que o investigador principal tome medidas imediatas para preservar a segurança dos participantes. Se o investigador principal considerar necessária uma alteração imediata do protocolo e esta for implementada por razões de segurança, o CEI foi informado dessas alterações no prazo de sete dias úteis. Quaisquer alterações relativas a aspectos administrativos do estudo não exigiam alterações formais ao protocolo ou a aprovação do CEI, mas o CEI foi mantido informado dessas alterações administrativas.

5.1.4 Comité de Ética Independente (CEI)

O estudo foi realizado após a obtenção da aprovação do Comité de Ética Independente.

Os seguintes documentos foram apresentados à CEI para aprovação.

1. Protocolo de estudo.
2. Formulário de consentimento informado para inscrição no ensaio clínico (inglês e hindi).
3. Literatura do produto objeto de inquérito.
4. Curriculum Vitae atualizado dos investigadores.

5.1.5 Consentimento informado por escrito

Todos os sujeitos que participaram neste estudo receberam todos os pormenores sobre o estudo, os procedimentos, os riscos e a medicação envolvida, o produto de investigação, de forma verbal e escrita no Formulário de Consentimento Informado. Antes de os voluntários participarem voluntariamente no estudo, foi-lhes pedido que assinassem um formulário de consentimento informado para indicar o seu acordo informado para se submeterem ao estudo. Os sujeitos que não compreenderem o formulário de consentimento informado e não conseguirem comunicar com o pessoal do estudo não serão incluídos. Uma fotocópia do CIF devidamente assinada pelo pessoal do estudo e pelo sujeito será entregue ao sujeito para referência, enquanto a cópia original será conservada no departamento clínico.

5.1.6 Assunto compensação

Foram pagas aos participantes taxas de participação (aprovadas pelo CEI) pelo tempo despendido e pelo incómodo causado pela sua participação no estudo. Foi entregue um montante específico de pagamento a todos os sujeitos na altura do check-out. O pagamento do estudo foi calculado pelo pessoal do estudo de acordo com o formato IEC e foi aprovado pelo IEC.

5.1.7 Conclusão do estudo

Micro Vitum clinical services e signatário autorizado da Micro Vitum clinical services. Reservar-se o direito de interromper o ensaio em qualquer altura. O Investigador Principal reserva-se o direito de interromper o estudo por razões de segurança em qualquer altura. O estudo pode ser interrompido pelo CEI se houver violações graves de considerações éticas ou devido a qualquer acontecimento adverso grave. Os motivos para esta interrupção devem ser comunicados aos participantes. No caso de o estudo ter de ser terminado pelo Investigador Principal, o CEI tem de o informar no prazo de sete dias úteis.

5.1.8 Formação em matéria de protocolo e delegação de tarefas

O investigador principal conduziu a formação sobre o protocolo. O investigador principal explicou os IPs, os seus efeitos, efeitos secundários, mecanismo de ação e também o desenho do estudo. Os códigos de vestuário são fornecidos de acordo com a disponibilidade e os cacifos são fornecidos de acordo com o número de sujeito atribuído. Após a formação sobre o protocolo, o IP delega as funções ao pessoal relativamente às várias actividades do estudo. O IP/CI delega as funções de coordenador do projeto (CP) em dois ou mais membros do pessoal, consoante as necessidades.

5.1.9 Cartas para correspondência

O coordenador do projeto enviou cartas a:

- Hospital para reserva de camas de urgência,
- Bioestatístico para a preparação do plano de aleatorização,

- Serviço de catering para a preparação de um menu de refeições normalizado.

5.2 Disposições necessárias antes do estudo

Foram preparadas etiquetas e efectuada a etiquetagem dos frascos de Vacutainer/ Separação de Plasma. Foi assegurada a disponibilidade do material necessário para o estudo, como cânulas, roupa lavada, solução salina, agulhas, seringas, etc. Foi assegurada a disponibilidade de pessoal contratual no primeiro dia do estudo.

Registo de Voluntários

Para participar no estudo clínico, o voluntário tem de ser inscrito na base de dados. Antes da inscrição na base de dados, é verificada a prova de identificação com fotografia e a prova de idade. Se o voluntário for elegível de acordo com os critérios, pode então inscrever-se na base de dados. O formulário de consentimento informado (ICF) para a inscrição foi preenchido pelos voluntários após apresentação pelo pessoal do estudo. Durante a inscrição, foi atribuída aos voluntários uma identidade única de voluntário (Vol. ID). Este Vol. ID foi utilizado como identificação padrão durante o estudo. No estudo, os nomes dos voluntários não foram divulgados para ocultar a sua identidade real.

Seleção de voluntários

O rastreio é o processo através do qual o investigador pode saber se o participante deve ou não participar no estudo. Só os participantes que preenchem os critérios de inclusão podem ser inscritos no estudo. Antes do rastreio, o voluntário preencheu o CIF de rastreio numa língua que compreendia.

A projeção inclui:

Peso corporal e índice de massa corporal (IMC)

O peso corporal deve estar dentro dos limites normais, caso contrário não pode participar no estudo. O IMC foi calculado pela fórmula abaixo indicada.

$$\mathbf{BMI}\left(\frac{\text{kg}}{\text{m2}}\right) = \frac{\text{Weight in kilograms}}{\text{Height in meters2}}$$

Se o IMC do voluntário se situar no intervalo normal (17,5-24,9 kg/m^2), o voluntário continua a ser seguido no processo de rastreio; caso contrário, o processo de rastreio é interrompido para o mesmo voluntário.

Eletrocardiograma

O ECG foi efectuado pelo flebotomista e analisado pelo médico utilizando um aparelho de ECG de 12 derivações. Deve ser normal para o processo de rastreio posterior.

Teste de gravidez para mulheres

De acordo com o protocolo, foi efectuado um teste de gravidez nas mulheres.

Relatório de laboratório de amostras de sangue e urina

As amostras de sangue e de urina são recolhidas pelos flebotomistas/enfermeiros e enviadas para o laboratório em causa para análise. Os parâmetros seguintes foram verificados nas amostras de sangue e de urina.

Teste de sangue

1. pH do sangue

2. Hemoglobina
3. Contagem de leucócitos
4. Contagem de plaquetas
5. Tempo de protrombina
6. Tempo de hemorragia
7. Viscosidade
8. Ureia
9. Ácido úrico
10. Creatinina
11. Glicose plasmática

Teste de urina

1. Gravidade específica
2. Valor do pH
3. proteína
4. leucócitos
5. cetonas
6. bilirrubina
7. eritrócitos do sangue
8. hemoglobina

Capítulo 6
RESULTADOS:

Estado de recrutamento de doentes

Visita de rastreio

S. N.	Número de rastreio	Número de afetação do doente	Motivo do insucesso	Informar Data de autorização	Língua do consentimento informado
1	RHS201	E2901	N/A	4 de abril de 2013	Hindi
2	RHS202	E2902	N/A	7 de abril de 2013	Hindi
3	RHS203	E2903	N/A	12 de abril de 2013	Inglês
4	RHS204	E2904	N/A	12 de abril de 2013	Hindi
5	RHS205	N/A	Diabetes conduzida sem controlo	22 de abril de 2013	Inglês
6	RHS206	E2905	N/A	28 de abril de 2013	Hindi
7	RHS207	N/A	Coração Falha	30 de abril de 2013	Hindi
8	RHS208	E2906	N/A	2-maio-2013	Hindi
9	RHS209	N/A	Gravidez	4-maio-2013	Inglês
10	RHS210	E2907	N/A	4-maio-2013	Inglês
11	RHS211	N/A	Diabetes conduzida sem controlo	12-maio-2013	Hindi
12	RHS212	E2908	N/A	13-maio-2013	Hindi
13	RHS213	E2909	N/A	16-maio-2013	Hindi
14	RHS214	N/A	Diabetes conduzida sem controlo	19-maio-2013	Hindi

15	RHS215	E2910	N/A	22-maio-2013	Hindi
16	RHS216	N/A	Diabetes conduzida sem controlo	27-maio-2013	Hindi
17	RHS217	E2911	N/A	30-maio-2013	Hindi
18	RHS218	N/A	MI	2-junho-2013	Inglês
19	RHS219	E2912	N/A	3 de junho de 2013	Hindi
20	RHS220	N/A	Diabetes conduzida sem controlo	5 de junho de 2013	Inglês
21	RHS221	E2913	N/A	6 de junho de 2013	Inglês
22	RHS222	E2914	N/A	6 de junho de 2013	Inglês
23	RHS23	E2915	N/A	7 de junho de 2013	Hindi
24	RHS224	E2916	N/A	11-junho-2013	Hindi
25	RHS225	E2917	N/A	12-junho-2013	Hindi
26	RHS226	N/A	MI	14-junho-2013	Hindi
27	RHS227	E2918	N/A	17 de junho de 2013	Inglês
28	RHS228	E2919	N/A	23 de junho de 2013	Inglês
29	RHS229	E2920	N/A	25-junho-2013	Hindi
30	RHS230	E2921	N/A	25-junho-2013	Inglês
31	RHS231	E2922	N/A	1 de julho de 2013	Hindi
32	RHS232	E2923	N/A	3-julho-2013	Hindi

33	RHS233	E2924	N/A	3-julho-2013	Inglês
34	RHS234	E2925	N/A	10-julho-2013	Inglês
35	RHS235	N/A	Diabetes conduzida sem controlo	12-julho-2013	Hindi
36	RHS236	E2926	N/A	12-julho-2013	Hindi
37	RHS237	E2927	N/A	18-julho-2013	Inglês
38	RHS238	E2928	N/A	21 de julho de 2013	Hindi
39	RHS239	E2929	N/A	24-julho-2013	Hindi
40	RHS240	E2930	N/A	26-julho-2013	Inglês
41	RHS241	E2931	N/A	29 de julho de 2013	Hindi
42	RHS242	E2932	N/A	29 de julho de 2013	Inglês
43	RHS243	N/A	Gravidez	02-Aug-2013	Hindi
44	RHS244	E2933	N/A	04-Aug-2013	Hindi
45	RHS245	E2934	N/A	07-Aug-2013	Inglês
46	RHS246	E2935	N/A	11-Aug-2013	Inglês
47	RHS247	E2936	N/A	15-Aug-2013	Hindi
48	RHS248	E2937	N/A	05-Set-2013	Hindi
49	RHS249	E2938	N/A	05-Set-2013	Inglês
50	RHS250	E2939	N/A	08-Set-2013	Hindi

51	RHS251	E2940	N/A	13-Set-2013	Hindi
52	RHS252	E2941	N/A	14-Set-2013	Inglês
53	RHS253	E2942	N/A	21-Set-2013	Hindi
54	RHS254	N/A	Diabetes conduzida sem controlo	24-Set-2013	Hindi
55	RHS255	E2943	N/A	29-Set-2013	Inglês
56	RHS256	E2944	N/A	01-Out-2013	Hindi
57	RHS257	E2945	N/A	06-Out-2013	Hindi
58	RHS258	E2946	N/A	08-Out-2013	Inglês
59	RHS259	E2947	N/A	15-Out-2013	Inglês
60	RHS260	E2948	N/A	18-Out-2013	Hindi
61	RHS261	E2949	N/A	22-Out-2013	Hindi
62	RHS262	E2950	N/A	24-Out-2013	Inglês
63	RHS263	E2951	N/A	30-Out-2013	Hindi
64	RHS264	E2952	N/A	06-Nov-2013	Hindi
65	RHS265	E2953	N/A	08-Nov-2013	Inglês
66	RHS266	E2954	N/A	16-Nov-2013	Hindi
67	RHS267	E2955	N/A	19-Nov-2013	Inglês
68	RHS268	E2956	N/A	02-Dez-2013	Hindi

69	RHS269	E2957	N/A	04-Dez-2013	Inglês
70	RHS270	E2958	N/A	11-Dez-2013	Hindi
71	RHS271	E2959	N/A	18-Dez-2013	Hindi
72	RHS272	E2960	N/A	22-Dez-2013	Inglês

1. N.º total de pacientes Triagem: 72

N.º de pacientes aprovados no rastreio: 60% dos pacientes aprovados no rastreio: Número total de aprovações no rastreio/número total de doentes * 100= 83,33%

% de taxa de insucesso: Número total de falhas no rastreio/ Número total de doentes * 100= 16,67%

Estatuto de recrutamento (% homens e mulheres)

S.N.	Número de rastreio do doente	Sexo	Idade (anos)	Peso (Kg)	Altura (cm)	IMC
1	E2901	Masculino	40	70	171	24
2	E2902	Masculino	48	67	156	27
3	E2903	Masculino	52	59	165	22
4	E2904	Masculino	45	58	167	21
5	E2905	Feminino	48	76	168	27

6	E2906	Masculino	52	73	177	23
7	E2907	Masculino	52	75	171	25
8	E2908	Masculino	40	59	156	24
9	E2909	Masculino	42	58	159	23
10	E2910	Masculino	48	64	163	24
11	E2911	Masculino	38	69	167	25
12	E2912	Feminino	40	82	173	28
13	E2913	Masculino	39	80	174	26
14	E2914	Masculino	43	70	178	22
15	E2915	Feminino	49	77	165	28
16	E2916	Masculino	46	74	164	27

17	E2917	Masculino	38	72	163	27
18	E2918	Feminino	40	74	178	23
19	E2919	Masculino	42	69	181	22
20	E2920	Masculino	39	89	179	27
21	E2921	Masculino	43	86	174	28
22	E2922	Masculino	49	67	166	25
23	E2923	Feminino	46	66	167	25
24	E2924	Feminino	40	68	164	25
25	E2925	Masculino	43	60	170	21
26	E2926	Masculino	37	69	179	22
27	E2927	Feminino	40	59	165	22

28	E2928	Masculino	42	68	166	25
29	E2929	Masculino	39	78	176	26
30	E2930	Feminino	43	81	178	26
31	E2931	Feminino	38	62	181	19
32	E2932	Masculino	40	69	178	22
33	E2933	Masculino	39	59	161	23
34	E2934	Feminino	43	66	158	28
35	E2935	Masculino	49	70	156	29
36	E2936	Masculino	46	78	167	28
37	E2937	Masculino	38	69	172	24
38	E2938	Masculino	40	60	182	19

39	E2939	Feminino	42	54	169	19
40	E2940	Feminino	39	78	170	27
41	E2941	Masculino	43	59	172	20
42	E2942	Masculino	49	63	158	26
43	E2943	Feminino	46	66	169	24
44	E2944	Masculino	40	77	176	25
45	E2945	Masculino	43	79	154	33
46	E2946	Feminino	37	67	149	30
47	E2947	Feminino	38	58	160	23
48	E2948	Masculino	40	57	171	20
49	E2949	Masculino	39	69	167	25

50	E2950	Feminino	43	70	145	33
51	E2951	Masculino	49	71	167	25
52	E2952	Masculino	46	81	173	27
53	E2953	Masculino	38	89	179	28
54	E2954	Masculino	40	88	182	26
55	E2955	Feminino	42	69	167	25
56	E2956	Feminino	39	68	159	27
57	E2957	Masculino	43	56	169	20
58	E2958	Masculino	49	60	174	23
59	E2959	Feminino	46	53	164	20
60	E2960	Masculino	40	67	159	27

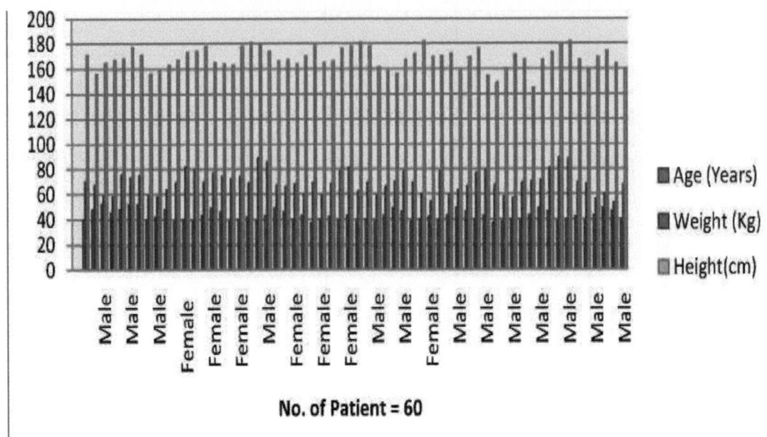

Gráfico 1: Dados demográficos aquando da visita de rastreio

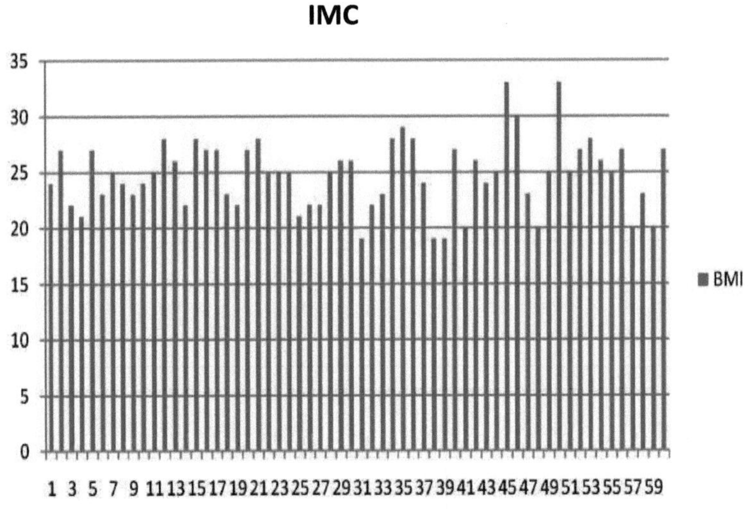

Gráfico 2: Índice de IMC na consulta de rastreio.

2. N.º de pacientes do sexo masculino: 41
N.º de pacientes do sexo feminino: 19
% de doentes do sexo masculino: Nº total de doentes do sexo masculino/Paciente total*100=68,33%
% de doentes do sexo feminino: Nº total de pacientes do sexo feminino/Paciente total*100=31,67%
3. N.º de doentes: 60
Idade média: Número total de doentes/ Nº total de doentes
= 2567 /60
= 42.78
4. N.º de doentes: 60
Peso médio: Número total de pacientes Peso/Número total de pacientes
= 4149/60
= 69.15
5. N.º de doentes: 60
Altura média: Altura total do paciente/número total de pacientes
= 10088 /60
= 168.13

Estado vital do doente

(Ecrã)

S.N.	Número de rastreio do doente	BP (Sistólica)	BP (Diastólica)	RH	FBS	RBS
1	E2901	170	94	92	95	110
2	E2902	164	92	90	80	126
3	E2903	168	96	94	86	114
4	E2904	156	96	85	94	112
5	E2905	166	94	82	82	109
6	E2906	164	96	92	96	113

7	E2907	168	96	86	93	114
8	E2908	156	94	84	84	115
9	E2909	148	94	89	95	118
10	E2910	160	96	74	98	115
11	E2911	174	94	80	85	116
12	E2912	158	96	79	86	114
13	E2913	154	98	83	90	118
14	E2914	160	94	82	88	113
15	E2915	158	98	89	93	117
16	E2916	162	98	93	97	119
17	E2917	170	94	78	89	117
18	E2918	156	96	76	84	110

19	E2919	162	98	77	90	111
20	E2920	164	98	91	84	110
21	E2921	170	96	96	92	121
22	E2922	142	96	93	94	129
23	E2923	156	94	90	89	116
24	E2924	158	98	89	96	118
25	E2925	150	94	82	88	119
26	E2926	154	98	75	80	121
27	E2927	160	92	72	88	115
28	E2928	162	96	77	85	118
29	E2929	152	98	79	98	115
30	E2930	170	94	84	85	116

31	E2931	164	96	83	96	116
32	E2932	168	92	78	85	127
33	E2933	156	94	78	97	118
34	E2934	166	96	82	86	113
35	E2935	164	98	80	90	117
36	E2936	168	94	82	88	116
37	E2937	156	92	86	93	121
38	E2938	148	96	87	97	119
39	E2939	160	96	98	89	115
40	E2940	174	94	94	84	112
41	E2941	158	96	86	90	119
42	E2942	154	96	99	84	118

43	E2943	160	94	98	92	117
44	E2944	158	94	95	94	112
45	E2945	162	96	94	89	111
46	E2946	170	94	90	96	124
47	E2947	156	96	84	88	116
48	E2948	162	98	92	80	121
49	E2949	164	94	75	88	126
50	E2950	170	98	89	85	123
51	E2951	142	98	93	98	116
52	E2952	156	94	80	85	116
53	E2953	158	96	99	96	115
54	E2954	150	98	88	85	118

55	E2955	154	98	94	86	120
56	E2956	160	96	89	90	116
57	E2957	162	96	92	88	119
58	E2958	148	94	94	93	121
59	E2959	156	98	96	97	123
60	E2960	170	94	91	89	125

- P.B. médio = 160,1 (Sys)
- P.B. médio = 95,56 (Dia)
- FC média = 86,65 (Bpm)
- FBS médio= 89,7 (mg/dl)
- RBS médio= 117,5 (mg/dl)

Valor P	< 0.0001
Significativamente diferente? ($P < 0.05$)	Sim

Valor P unicaudal ou bicaudal?	Bicaudal
t, df	t=65,96 df=118
Média ± SEM da coluna A	160.1 ± 0.9501 N=60
Média ± SEM da coluna B	95.57 ± 0.2333 N=60
Diferença entre médias	-64.53 ± 0.9783
Intervalo de confiança de 95%	-66.47 para -62.60

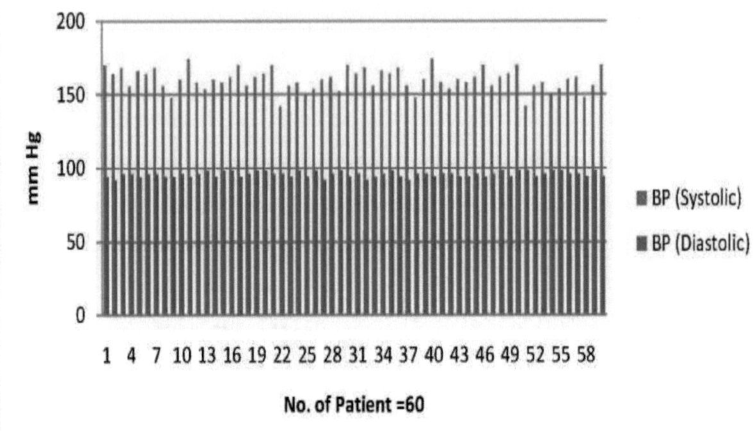

Gráfico 3: PA na consulta de rastreio

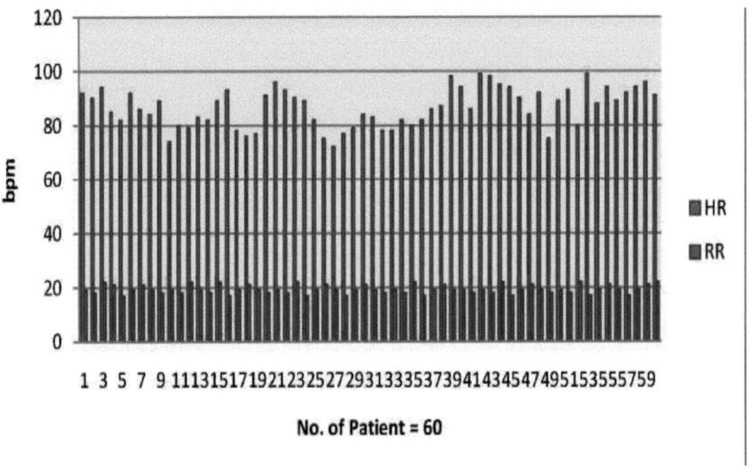

Gráfico 4: HR & RR na visita de rastreio

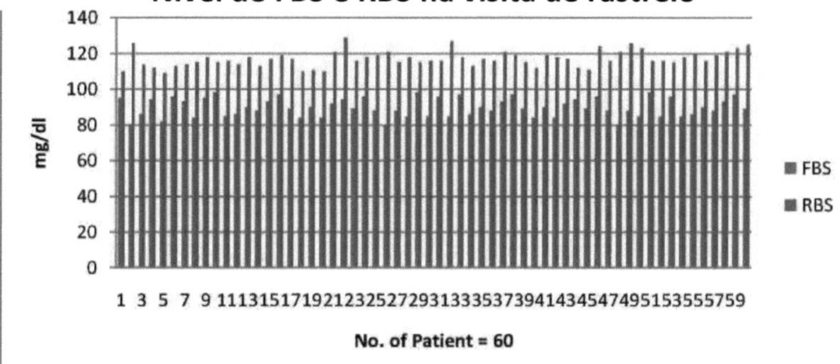

Gráfico: 5 FBS e RBS na visita de rastreio

Parâmetro durante o rastreio Rastreio

S.N.	Número de rastreio do doente	Urina Análise	Urina Gravidez Teste	ECG	AE E SAE Relatórios
1	E2901	Negativo	N/D	WNL	Não ocorre
2	E2902	Negativo	N/D	WNL	Não ocorre
3	E2903	Negativo	N/D	WNL	Não ocorre
4	E2904	Negativo	N/D	WNL	Não ocorre
5	E2905	Negativo	Negativo	WNL	Não ocorre
6	E2906	Negativo	N/D	WNL	Não ocorre
7	E2907	Negativo	N/D	WNL	Não ocorre
8	E2908	Negativo	N/D	WNL	Não ocorre
9	E2909	Negativo	N/D	WNL	Não ocorre
10	E2910	Negativo	N/D	WNL	Não ocorre
11	E2911	Negativo	N/D	WNL	Não ocorre
12	E2912	Negativo	Negativo	WNL	Não ocorre

13	E2913	Negativo	N/D	WNL	Não ocorre
14	E2914	Negativo	N/D	WNL	Não ocorre
15	E2915	Negativo	Negativo	WNL	Não ocorre
16	E2916	Negativo	N/D	WNL	Não ocorre
17	E2917	Negativo	N/D	WNL	Não ocorre
18	E2918	Negativo	Negativo	WNL	Não ocorre
19	E2919	Negativo	N/D	WNL	Não ocorre
20	E2920	Negativo	N/D	WNL	Não ocorre
21	E2921	Negativo	N/D	WNL	Não ocorre
22	E2922	Negativo	N/D	WNL	Não ocorre
23	E2923	Negativo	Negativo	WNL	Não ocorre
24	E2924	Negativo	Negativo	WNL	Não ocorre
25	E2925	Negativo	N/D	WNL	Não ocorre
26	E2926	Negativo	N/D	WNL	Não ocorre
27	E2927	Negativo	Negativo	WNL	Não ocorre
28	E2928	Negativo	N/D	WNL	Não ocorre
29	E2929	Negativo	N/D	WNL	Não ocorre
30	E2930	Negativo	Negativo	WNL	Não ocorre
31	E2931	Negativo	Negativo	WNL	Não ocorre

32	E2932	Negativo	N/D	WNL	Não ocorre
33	E2933	Negativo	N/D	WNL	Não ocorre
34	E2934	Negativo	Negativo	WNL	Não ocorre
35	E2935	Negativo	N/D	WNL	Não ocorre
36	E2936	Negativo	N/D	WNL	Não ocorre
37	E2937	Negativo	N/D	WNL	Não ocorre
38	E2938	Negativo	N/D	WNL	Não ocorre
39	E2939	Negativo	Negativo	WNL	Não ocorre
40	E2940	Negativo	Negativo	WNL	Não ocorre
41	E2941	Negativo	N/D	WNL	Não ocorre
42	E2942	Negativo	N/D	WNL	Não ocorre
43	E2943	Negativo	Negativo	WNL	Não ocorre
44	E2944	Negativo	N/D	WNL	Não ocorre
45	E2945	Negativo	N/D	WNL	Não ocorre
46	E2946	Negativo	Negativo	WNL	Não ocorre
47	E2947	Negativo	Negativo	WNL	Não ocorre
48	E2948	Negativo	N/D	WNL	Não ocorre
49	E2949	Negativo	N/D	WNL	Não ocorre
50	E2950	Negativo	Negativo	WNL	Não ocorre

51	E2951	Negativo	N/D	WNL	Não ocorre
52	E2952	Negativo	N/D	WNL	Não ocorre
53	E2953	Negativo	N/D	WNL	Não ocorre
54	E2954	Negativo	N/D	WNL	Não ocorre
55	E2955	Negativo	Negativo	WNL	Não ocorre
56	E2956	Negativo	Negativo	WNL	Não ocorre
57	E2957	Negativo	N/D	WNL	Não ocorre
58	E2958	Negativo	N/D	WNL	Não ocorre
59	E2959	Negativo	Negativo	WNL	Não ocorre
60	E2960	Negativo	N/D	WNL	Não ocorre

Alterações dos parâmetros metabólicos durante o rastreio

S.N.	Número de rastreio do doente	S. Certanina (mg/dl)	Total Cho. (Mg/ dl)	Triglicéridos (Mg/ dl)	LDL (Mg/ dl)	HDL (Mg/ dl)
1	E2901	0.80	158	181	82	45
2	E2902	0.72	150	169	85	47
3	E2903	0.87	147	174	72	51
4	E2904	0.70	138	179	70	43
5	E2905	0.77	164	168	87	46
6	E2906	0.86	165	173	96	52
7	E2907	1.00	145	172	80	41

8	E2908	0.78	160	179	85	49
9	E2909	0.66	158	162	68	42
10	E2910	0.77	137	180	69	43
11	E2911	0.86	143	167	84	44
12	E2912	0.74	150	158	86	46
13	E2913	0.92	144	161	74	48
14	E2914	0.78	140	172	72	51
15	E2915	0.84	132	153	89	43
16	E2916	0.90	157	159	98	47
17	E2917	0.96	153	168	82	52
18	E2918	0.82	141	171	88	43
19	E2919	0.69	149	154	70	49
20	E2920	0.76	143	169	73	43
21	E2921	0.80	130	159	95	43
22	E2922	0.71	145	151	91	44
23	E2923	0.84	140	153	82	46
24	E2924	0.72	132	159	80	48
25	E2925	0.80	129	141	99	51
26	E2926	0.91	150	147	95	46

27	E2927	1.01	147	153	87	47
28	E2928	0.86	135	158	95	52
29	E2929	0.73	144	143	91	42
30	E2930	0.70	139	156	82	47
31	E2931	0.77	128	155	80	51
32	E2932	0.74	130	159	99	43
33	E2933	0.81	176	151	95	48
34	E2934	0.76	171	153	87	43
35	E2935	0.84	158	145	95	44
36	E2936	0.88	147	144	96	45
37	E2937	0.89	170	147	80	47
38	E2938	0.81	180	134	85	47
39	E2939	0.68	160	141	68	52
40	E2940	0.74	173	146	69	44
41	E2941	0.76	171	150	84	46
42	E2942	0.72	150	137	86	51
43	E2943	0.86	157	152	74	42
44	E2944	0.78	176	145	72	48
45	E2945	0.81	171	140	89	44

46	E2946	0.84	158	139	98	44
47	E2947	0.86	147	143	82	47
48	E2948	0.79	170	129	88	47
49	E2949	0.71	158	138	70	52
50	E2950	0.72	150	142	80	44
51	E2951	0.74	147	146	99	46
52	E2952	0.70	138	130	95	51
53	E2953	0.85	164	149	87	42
54	E2954	0.74	165	140	95	48
55	E2955	0.84	145	145	87	44
56	E2956	0.81	160	140	95	44
57	E2957	0.83	158	139	96	45
58	E2958	0.74	137	143	80	47
59	E2959	0.72	143	129	85	47
60	E2960	0.74	158	138	68	51

<u>Estado vital do doente</u>

Visita 1 (após 2 semanas)

S.N.	**Número de rastreio do doente**	**BP (Sistólica)**	**BP (Diastólica)**	**RH**	**FBS**	**RBS**

1	E2901	164	90	88	90	115
2	E2902	160	90	86	82	120
3	E2903	162	94	90	84	111
4	E2904	150	90	84	90	108
5	E2905	162	92	80	78	104
6	E2906	160	92	88	90	108
7	E2907	162	94	84	90	106
8	E2908	150	90	80	82	108
9	E2909	144	90	87	90	115
10	E2910	156	94	70	95	110
11	E2911	170	96	75	82	112
12	E2912	152	90	74	80	110
13	E2913	152	92	80	84	113
14	E2914	158	90	78	82	110
15	E2915	154	94	84	90	111
16	E2916	154	88	90	94	114
17	E2917	166	90	75	85	112
18	E2918	150	88	74	80	106
19	E2919	154	92	73	87	109

20	E2920	160	94	80	80	105
21	E2921	162	90	92	90	117
22	E2922	148	92	90	91	120
23	E2923	152	90	88	85	111
24	E2924	154	94	85	91	112
25	E2925	146	90	78	82	113
26	E2926	150	92	70	80	116
27	E2927	158	88	74	82	112
28	E2928	154	92	73	83	116
29	E2929	148	94	72	90	111
30	E2930	168	90	80	81	112
31	E2931	160	94	79	92	110
32	E2932	162	94	74	81	122
33	E2933	152	90	70	94	114
34	E2934	162	92	80	82	110
35	E2935	160	92	78	84	116
36	E2936	164	90	80	84	112
37	E2937	150	88	84	90	116
38	E2938	142	90	82	95	112

39	E2939	162	92	95	84	110
40	E2940	172	86	90	80	110
41	E2941	154	88	81	86	114
42	E2942	150	92	94	80	116
43	E2943	160	90	96	88	114
44	E2944	152	94	91	91	110
45	E2945	158	90	90	84	106
46	E2946	158	88	86	90	120
47	E2947	150	90	80	84	111
48	E2948	156	94	90	82	118
49	E2949	160	90	71	81	124
50	E2950	166	94	83	83	120
51	E2951	140	92	90	94	110
52	E2952	150	94	78	81	112
53	E2953	152	90	94	93	110
54	E2954	148	94	82	82	114
55	E2955	150	94	90	84	117
56	E2956	158	90	82	87	111
57	E2957	160	90	90	82	114

58	E2958	144	88	91	90	118
59	E2959	150	96	93	94	120
60	E2960	166	90	87	84	122

- P.B. médio = 155,8 (Sys)
- P.B. médio = 91,3 (Dia)
- FC média = 82,88 (Bpm)
- FBS médio= 85,93 (mg/dl)
- Média RBS= 113 (mg/dl)

Valor P	< 0.0001
Significativamente diferente? (P < 0.05)	Sim
Média ± SEM da coluna A	155.8 ± 0.9103 N=60
Média ± SEM da coluna B	91.30 ± 0.2924 N=60
Diferença entre médias	-64.50 ± 0.9561
Intervalo de confiança de 95%	-66.39 para -62.61

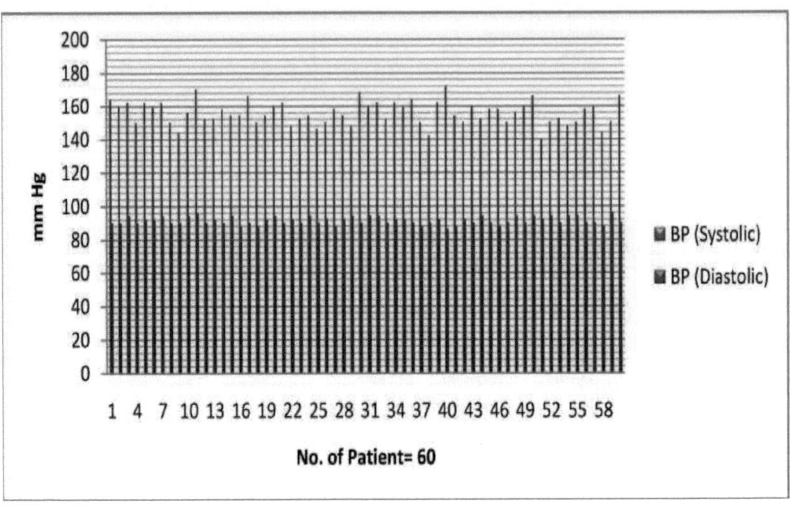

Gráfico 4: PA na visita-1

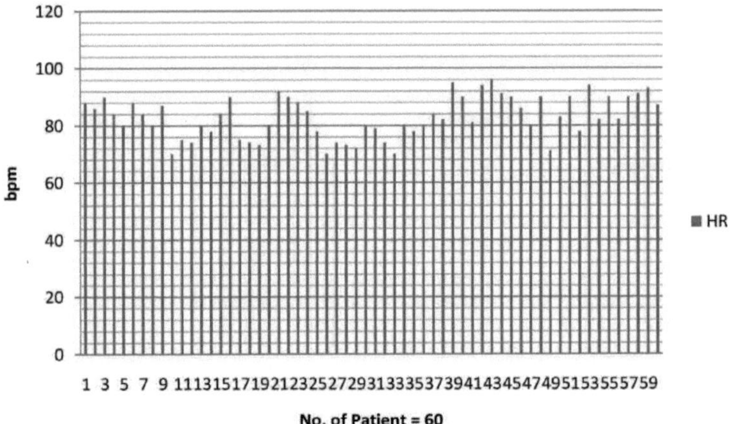

Gráfico 5: FC e na visita 1

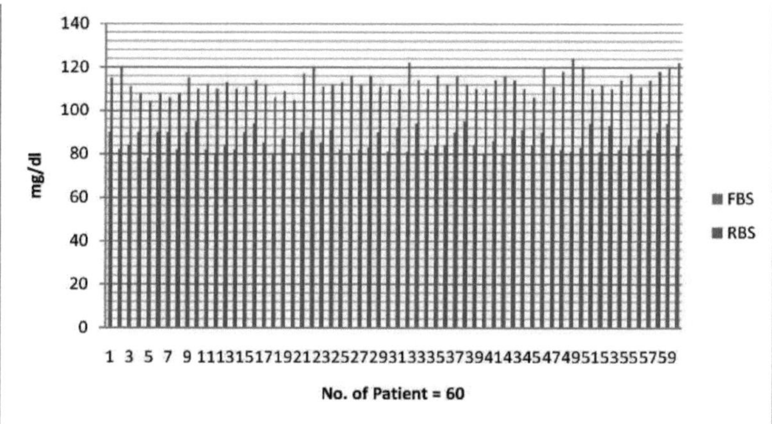

Gráfico: 6 FBS e RBS na visita de rastreio

Visita 1

S.N.	Número de rastreio do doente	Urina Análise	Urina Gravidez Teste	ECG	AE E SAE Relatórios
1	E2901	Negativo	N/D	WNL	Não ocorre
2	E2902	Negativo	N/D	WNL	Não ocorre
3	E2903	Negativo	N/D	WNL	Não ocorre
4	E2904	Negativo	N/D	WNL	Não ocorre
5	E2905	Negativo	Negativo	WNL	Não ocorre
6	E2906	Negativo	N/D	WNL	Não ocorre
7	E2907	Negativo	N/D	WNL	Não ocorre
8	E2908	Negativo	N/D	WNL	Não ocorre
9	E2909	Negativo	N/D	WNL	Não ocorre
10	E2910	Negativo	N/D	WNL	Não ocorre
11	E2911	Negativo	N/D	WNL	Tonturas

12	E2912	Negativo	Negativo	WNL	Não ocorre
13	E2913	Negativo	N/D	WNL	Não ocorre
14	E2914	Negativo	N/D	WNL	Não ocorre
15	E2915	Negativo	Negativo	WNL	Não ocorre
16	E2916	Negativo	N/D	WNL	Não ocorre
17	E2917	Negativo	N/D	WNL	Não ocorre
18	E2918	Negativo	Negativo	WNL	Não ocorre
19	E2919	Negativo	N/D	WNL	Não ocorre
20	E2920	Negativo	N/D	WNL	Não ocorre
21	E2921	Negativo	N/D	WNL	Não ocorre
22	E2922	Negativo	N/D	WNL	Não ocorre
23	E2923	Negativo	Negativo	WNL	Não ocorre
24	E2924	Negativo	Negativo	WNL	Não ocorre
25	E2925	Negativo	N/D	WNL	Não ocorre
26	E2926	Negativo	N/D	WNL	Não ocorre
27	E2927	Negativo	Negativo	WNL	Não ocorre
28	E2928	Negativo	N/D	WNL	Não ocorre
29	E2929	Negativo	N/D	WNL	Não ocorre
30	E2930	Negativo	Negativo	WNL	Não ocorre

31	E2931	Negativo	Negativo	WNL	Não ocorre
32	E2932	Negativo	N/D	WNL	Não ocorre
33	E2933	Negativo	N/D	WNL	Não ocorre
34	E2934	Negativo	Negativo	WNL	Não ocorre
35	E2935	Negativo	N/D	WNL	Não ocorre
36	E2936	Negativo	N/D	WNL	Não ocorre
37	E2937	Negativo	N/D	WNL	Não ocorre
38	E2938	Negativo	N/D	WNL	Não ocorre
39	E2939	Negativo	Negativo	WNL	Não ocorre
40	E2940	Negativo	Negativo	WNL	Não ocorre
41	E2941	Negativo	N/D	WNL	Não ocorre
42	E2942	Negativo	N/D	WNL	Não ocorre
43	E2943	Negativo	Negativo	WNL	Não ocorre
44	E2944	Negativo	N/D	WNL	Não ocorre
45	E2945	Negativo	N/D	WNL	Não ocorre
46	E2946	Negativo	Negativo	WNL	Não ocorre
47	E2947	Negativo	Negativo	WNL	Não ocorre
48	E2948	Negativo	N/D	WNL	Tonturas
49	E2949	Negativo	N/D	WNL	Não ocorre

50	E2950	Negativo	Negativo	WNL	Não ocorre
51	E2951	Negativo	N/D	WNL	Não ocorre
52	E2952	Negativo	N/D	WNL	Não ocorre
53	E2953	Negativo	N/D	WNL	Não ocorre
54	E2954	Negativo	N/D	WNL	Não ocorre
55	E2955	Negativo	Negativo	WNL	Não ocorre
56	E2956	Negativo	Negativo	WNL	Não ocorre
57	E2957	Negativo	N/D	WNL	Não ocorre
58	E2958	Negativo	N/D	WNL	Não ocorre
59	E2959	Negativo	Negativo	WNL	Não ocorre
60	E2960	Negativo	N/D	WNL	Não ocorre

Estado vital do doente

Visita 2 (após a semana 4)

S.N.	Número de rastreio do doente	BP (Sistólica)	BP (Diastólica)	RH	FBS	RBS
1	E2901	160	86	88	84	110
2	E2902	156	88	86	80	118
3	E2903	160	84	84	86	105
4	E2904	148	84	84	88	108
5	E2905	158	90	80	74	104
6	E2906	156	86	88	86	108

7	E2907	158	92	84	88	106
8	E2908	144	90	80	82	108
9	E2909	140	88	87	86	110
10	E2910	152	90	70	90	110
11	E2911	168	92	75	82	108
12	E2912	144	88	74	80	110
13	E2913	150	86	80	84	107
14	E2914	154	88	78	82	110
15	E2915	152	90	84	86	111
16	E2916	150	86	86	92	110
17	E2917	160	88	75	85	112
18	E2918	148	84	74	80	106
19	E2919	150	88	73	87	109
20	E2920	150	90	80	80	105
21	E2921	156	86	86	90	112
22	E2922	142	84	90	86	114
23	E2923	148	86	88	85	111
24	E2924	150	90	85	91	112

25	E2925	140	88	78	82	113
26	E2926	146	90	70	80	116
27	E2927	152	84	74	82	112
28	E2928	150	86	73	83	116
29	E2929	142	90	72	84	111
30	E2930	160	84	80	81	112
31	E2931	154	90	79	84	110
32	E2932	158	90	74	81	114
33	E2933	148	86	70	90	114
34	E2934	158	90	80	82	110
35	E2935	152	86	78	84	116
36	E2936	160	88	80	84	112
37	E2937	148	84	84	90	116
38	E2938	142	88	82	88	112
39	E2939	158	86	95	84	110
40	E2940	168	82	90	80	110
41	E2941	150	80	81	86	114
42	E2942	148	86	88	80	116

43	E2943	156	84	90	88	114
44	E2944	144	90	86	84	110
45	E2945	152	84	84	84	106
46	E2946	150	86	86	90	116
47	E2947	148	84	80	84	111
48	E2948	150	90	90	82	118
49	E2949	154	86	71	81	120
50	E2950	160	90	83	83	120
51	E2951	138	86	90	88	110
52	E2952	148	90	78	81	112
53	E2953	148	84	90	86	110
54	E2954	140	90	82	82	114
55	E2955	146	90	86	84	117
56	E2956	152	86	82	87	111
57	E2957	154	88	90	82	114
58	E2958	140	80	86	90	118
59	E2959	146	90	90	88	108
60	E2960	160	86	87	84	114

- P.B. médio = 151,23 (Sys)
- P.B. médio = 87,1 (Dia)
- FC média = 81,96 (Bpm)
- FBS médio= 84,45 (mg/dl)
- Média RBS= 111,68 (mg/dl)

Valor P	< 0.0001
Significativamente diferente? (P < 0.05)	Sim
Média ± SEM da coluna A	151.2 ± 0.8793 N=60
Média ± SEM da coluna B	87.10 ± 0.3602 N=60
Diferença entre médias	-64.13 ± 0.9502
Intervalo de confiança de 95%	-66,01 a -62,25

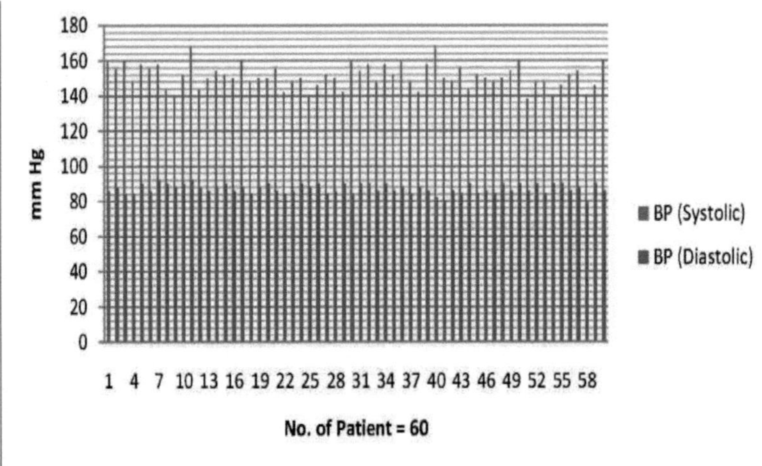

Gráfico 7: PA na visita 2

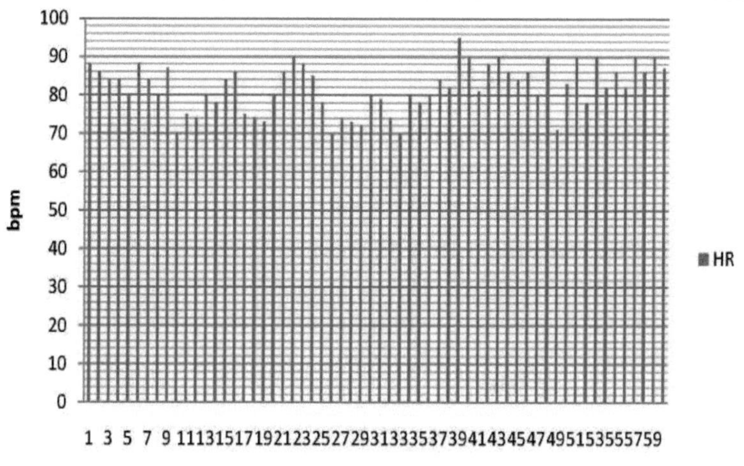

Gráfico 8: FC na visita 2

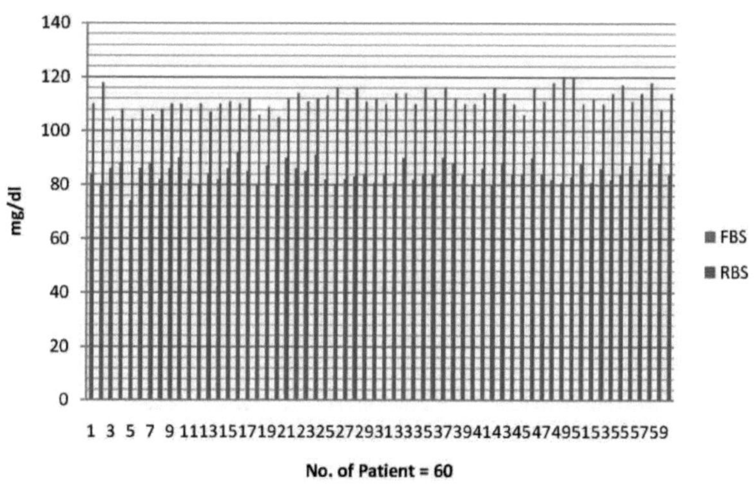

Gráfico: 9 FBS e RBS na visita 2

Visitar 2

S.N.	Número de rastreio do doente	Urina Análise	Urina Gravidez Teste	ECG	AE E SAE Relatórios
1	E2901	Negativo	N/D	WNL	Não ocorre
2	E2902	Negativo	N/D	WNL	Não ocorre
3	E2903	Negativo	N/D	WNL	Não ocorre
4	E2904	Negativo	N/D	WNL	Tonturas
5	E2905	Negativo	Negativo	WNL	Não ocorre
6	E2906	Negativo	N/D	WNL	Não ocorre
7	E2907	Negativo	N/D	WNL	Não ocorre
8	E2908	Negativo	N/D	WNL	Não ocorre
9	E2909	Negativo	N/D	WNL	Não ocorre
10	E2910	Negativo	N/D	WNL	Não ocorre
11	E2911	Negativo	N/D	WNL	Não ocorre
12	E2912	Negativo	Negativo	WNL	Vómitos
13	E2913	Negativo	N/D	WNL	Não ocorre
14	E2914	Negativo	N/D	WNL	Não ocorre

15	E2915	Negativo	Negativo	WNL	Não ocorre
16	E2916	Negativo	N/D	WNL	Não ocorre
17	E2917	Negativo	N/D	WNL	Náuseas
18	E2918	Negativo	Negativo	WNL	Não ocorre
19	E2919	Negativo	N/D	WNL	Não ocorre
20	E2920	Negativo	N/D	WNL	Não ocorre
21	E2921	Negativo	N/D	WNL	Não ocorre
22	E2922	Negativo	N/D	WNL	Não ocorre
23	E2923	Negativo	Negativo	WNL	Não ocorre
24	E2924	Negativo	Negativo	WNL	Não ocorre
25	E2925	Negativo	N/D	WNL	Não ocorre
26	E2926	Negativo	N/D	WNL	Não ocorre
27	E2927	Negativo	Negativo	WNL	Não ocorre
28	E2928	Negativo	N/D	WNL	Não ocorre
29	E2929	Negativo	N/D	WNL	Não ocorre

30	E2930	Negativo	Negativo	WNL	Não ocorre
31	E2931	Negativo	Negativo	WNL	Não ocorre
32	E2932	Negativo	N/D	WNL	Não ocorre
33	E2933	Negativo	N/D	WNL	Não ocorre
34	E2934	Negativo	Negativo	WNL	Não ocorre
35	E2935	Negativo	N/D	WNL	Tonturas
36	E2936	Negativo	N/D	WNL	Não ocorre
37	E2937	Negativo	N/D	WNL	Não ocorre
38	E2938	Negativo	N/D	WNL	Não ocorre
39	E2939	Negativo	Negativo	WNL	Náuseas
40	E2940	Negativo	Negativo	WNL	Não ocorre
41	E2941	Negativo	N/D	WNL	Não ocorre
42	E2942	Negativo	N/D	WNL	Não ocorre
43	E2943	Negativo	Negativo	WNL	Tonturas
44	E2944	Negativo	N/D	WNL	Não ocorre

45	E2945	Negativo	N/D	WNL	Não ocorre
46	E2946	Negativo	Negativo	WNL	Não ocorre
47	E2947	Negativo	Negativo	WNL	Não ocorre
48	E2948	Negativo	N/D	WNL	Não ocorre
49	E2949	Negativo	N/D	WNL	Não ocorre
50	E2950	Negativo	Negativo	WNL	Não ocorre
51	E2951	Negativo	N/D	WNL	Não ocorre
52	E2952	Negativo	N/D	WNL	Não ocorre
53	E2953	Negativo	N/D	WNL	Não ocorre
54	E2954	Negativo	N/D	WNL	Não ocorre
55	E2955	Negativo	Negativo	WNL	Não ocorre
56	E2956	Negativo	Negativo	WNL	Não ocorre
57	E2957	Negativo	N/D	WNL	Tonturas
58	E2958	Negativo	N/D	WNL	Não ocorre
59	E2959	Negativo	Negativo	WNL	Não ocorre

60	E2960	Negativo	N/D	WNL	Não ocorre

Estado vital do doente

Visita 3 (após 8 semanas)

S.N.	Número de rastreio do doente	BP (Sistólica)	BP (Diastólica)	RH	FBS	RBS
1	E2901	154	74	82	80	104
2	E2902	148	82	80	76	112
3	E2903	150	80	82	80	105
4	E2904	140	74	80	84	108
5	E2905	144	76	75	70	104
6	E2906	146	72	83	82	108
7	E2907	150	80	80	80	106
8	E2908	136	78	74	80	108
9	E2909	130	80	82	80	105
10	E2910	136	78	72	88	110
11	E2911	148	80	72	86	108
12	E2912	132	76	71	78	104
13	E2913	132	70	75	82	107
14	E2914	140	80	72	80	110
15	E2915	136	78	80	80	116
16	E2916	140	72	78	76	110

17	E2917	142	76	72	80	104
18	E2918	140	70	70	84	106
19	E2919	138	72	69	70	109
20	E2920	132	78	74	82	105
21	E2921	136	80	80	82	106
22	E2922	138	72	84	80	102
23	E2923	128	78	82	80	104
24	E2924	132	80	80	88	102
25	E2925	130	80	74	86	113
26	E2926	128	72	68	78	116
27	E2927	130	80	70	82	112
28	E2928	132	74	72	83	116
29	E2929	130	82	70	84	111
30	E2930	146	76	76	81	112
31	E2931	144	78	74	80	110
32	E2932	150	84	70	81	114
33	E2933	138	80	68	86	114
34	E2934	146	76	74	82	110
35	E2935	144	80	74	84	116

36	E2936	146	76	76	84	112
37	E2937	140	78	80	90	116
38	E2938	132	72	78	88	112
39	E2939	150	76	84	84	110
40	E2940	144	70	80	80	110
41	E2941	138	68	74	86	110
42	E2942	134	74	82	80	104
43	E2943	140	70	78	88	108
44	E2944	128	78	80	84	110
45	E2945	140	80	76	84	106
46	E2946	136	76	82	84	116
47	E2947	140	74	80	84	105
48	E2948	144	76	78	82	108
49	E2949	140	70	74	81	104
50	E2950	136	76	76	83	108
51	E2951	128	74	72	88	106
52	E2952	130	80	74	81	108
53	E2953	128	72	84	86	110
54	E2954	132	84	76	80	102

55	E2955	140	78	72	88	108
56	E2956	138	80	76	84	104
57	E2957	140	78	84	84	106
58	E2958	126	70	80	84	108
59	E2959	130	74	78	84	102
60	E2960	144	76	84	82	107

- P.B. médio = 138,16 (Sys)
- P.B. médio = 76,30 (Dia)
- FC média = 76,61 (Bpm)
- FBS médio= 82,3 (mg/dl)
- RBS médio= 108,45 (mg/dl)

Valor P	< 0.0001
Significativamente diferente? ($P < 0.05$)	Sim
Média ± SEM da coluna A	138.2 ± 0.9023 N=60
Média ± SEM da coluna B	76.30 ± 0.4982 N=60
Diferença entre médias	-61.87 ± 1.031
Intervalo de confiança de 95%	-63,91 a -59,83

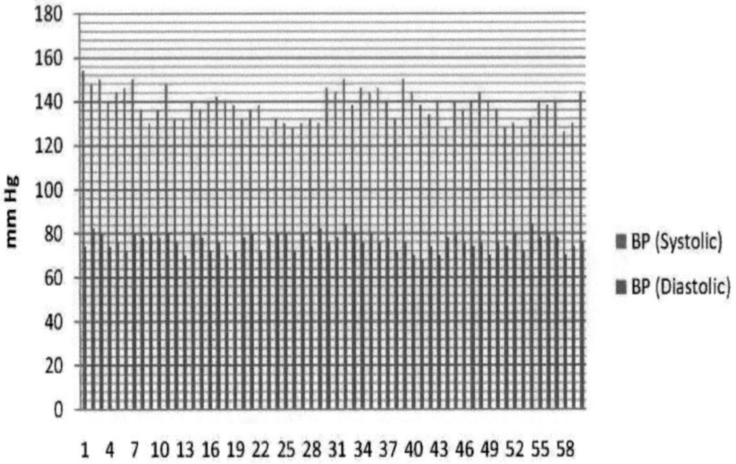

Gráfico 10: PA na visita 3

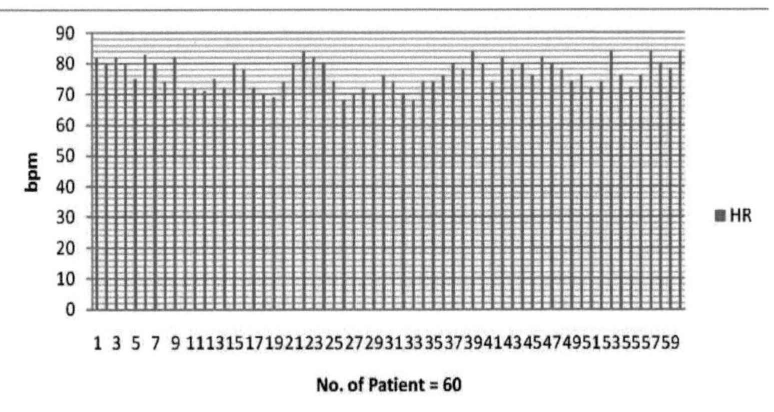

Gráfico 11: FC na visita 3

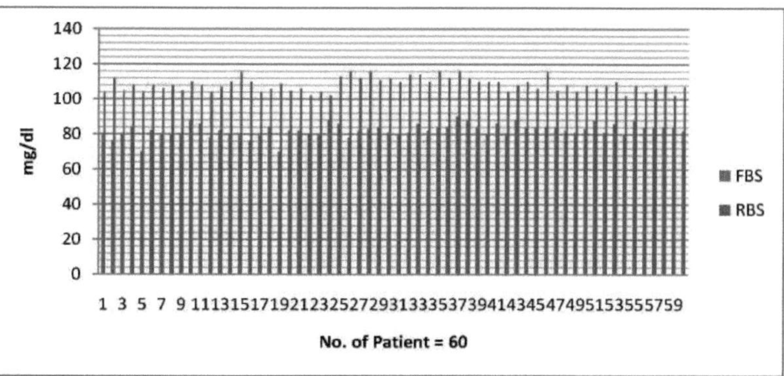

Gráfico: 12 FBS e RBS na visita 3

Visitar 3

S.N.	Número de rastreio do doente	Urina Análise	Urina Gravidez Teste	ECG	AE E SAE Relatórios
1	E2901	Negativo	N/D	WNL	Não ocorre
2	E2902	Negativo	N/D	WNL	Não ocorre
3	E2903	Negativo	N/D	WNL	Não ocorre
4	E2904	Negativo	N/D	WNL	Náuseas
5	E2905	Negativo	Negativo	WNL	Não ocorre
6	E2906	Negativo	N/D	WNL	Não ocorre
7	E2907	Negativo	N/D	WNL	Não ocorre
8	E2908	Negativo	N/D	WNL	Não ocorre
9	E2909	Negativo	N/D	WNL	Não ocorre
10	E2910	Negativo	N/D	WNL	Não ocorre
11	E2911	Negativo	N/D	WNL	Não ocorre
12	E2912	Negativo	Negativo	WNL	Não ocorre

13	E2913	Negativo	N/D	WNL	Não ocorre
14	E2914	Negativo	N/D	WNL	Não ocorre
15	E2915	Negativo	Negativo	WNL	Tonturas
16	E2916	Negativo	N/D	WNL	Não ocorre
17	E2917	Negativo	N/D	WNL	Não ocorre
18	E2918	Negativo	Negativo	WNL	Não ocorre
19	E2919	Negativo	N/D	WNL	Não ocorre
20	E2920	Negativo	N/D	WNL	Tonturas
21	E2921	Negativo	N/D	WNL	Não ocorre
22	E2922	Negativo	N/D	WNL	Não ocorre
23	E2923	Negativo	Negativo	WNL	Não ocorre
24	E2924	Negativo	Negativo	WNL	Não ocorre
25	E2925	Negativo	N/D	WNL	Não ocorre
26	E2926	Negativo	N/D	WNL	Não ocorre
27	E2927	Negativo	Negativo	WNL	Não ocorre
28	E2928	Negativo	N/D	WNL	Não ocorre
29	E2929	Negativo	N/D	WNL	Tonturas
30	E2930	Negativo	Negativo	WNL	Não ocorre
31	E2931	Negativo	Negativo	WNL	Não ocorre

32	E2932	Negativo	N/D	WNL	Não ocorre
33	E2933	Negativo	N/D	WNL	Não ocorre
34	E2934	Negativo	Negativo	WNL	Não ocorre
35	E2935	Negativo	N/D	WNL	Não ocorre
36	E2936	Negativo	N/D	WNL	Não ocorre
37	E2937	Negativo	N/D	WNL	Não ocorre
38	E2938	Negativo	N/D	WNL	Tonturas
39	E2939	Negativo	Negativo	WNL	Não ocorre
40	E2940	Negativo	Negativo	WNL	Não ocorre
41	E2941	Negativo	N/D	WNL	Não ocorre
42	E2942	Negativo	N/D	WNL	Não ocorre
43	E2943	Negativo	Negativo	WNL	Não ocorre
44	E2944	Negativo	N/D	WNL	Tonturas
45	E2945	Negativo	N/D	WNL	Não ocorre
46	E2946	Negativo	Negativo	WNL	Não ocorre
47	E2947	Negativo	Negativo	WNL	Não ocorre
48	E2948	Negativo	N/D	WNL	Não ocorre
49	E2949	Negativo	N/D	WNL	Não ocorre
50	E2950	Negativo	Negativo	WNL	Vómitos

51	E2951	Negativo	N/D	WNL	Não ocorre
52	E2952	Negativo	N/D	WNL	Não ocorre
53	E2953	Negativo	N/D	WNL	Não ocorre
54	E2954	Negativo	N/D	WNL	Não ocorre
55	E2955	Negativo	Negativo	WNL	Não ocorre
56	E2956	Negativo	Negativo	WNL	Não ocorre
57	E2957	Negativo	N/D	WNL	Tonturas
58	E2958	Negativo	N/D	WNL	Não ocorre
59	E2959	Negativo	Negativo	WNL	Não ocorre
60	E2960	Negativo	N/D	WNL	Não ocorre

Estado vital do doente

Visita 4 (após 12 semanas)

S.N.	Número de rastreio do doente	BP (Sistólica)	BP (Diastólica)	RH	FBS	RBS
1	E2901	152	76	78	80	106
2	E2902	146	80	74	86	116
3	E2903	148	78	80	80	105
4	E2904	142	74	84	88	108
5	E2905	140	76	82	84	104
6	E2906	144	74	80	84	108
7	E2907	148	78	74	84	106
8	E2908	138	78	68	84	108
9	E2909	132	80	70	82	110

10	E2910	134	74	72	81	102
11	E2911	146	78	70	83	108
12	E2912	136	78	76	88	104
13	E2913	134	76	74	81	106
14	E2914	138	74	74	86	108
15	E2915	132	78	80	80	105
16	E2916	136	78	84	88	108
17	E2917	138	80	82	80	104
18	E2918	140	74	80	84	108
19	E2919	136	80	74	78	106
20	E2920	130	74	68	82	108
21	E2921	138	82	70	83	110
22	E2922	136	76	84	84	102
23	E2923	130	78	82	84	108
24	E2924	130	84	80	70	104
25	E2925	132	80	74	82	106
26	E2926	130	72	80	82	108
27	E2927	134	80	84	80	102
28	E2928	128	74	82	80	107
29	E2929	136	82	80	88	105
30	E2930	142	76	74	78	108
31	E2931	142	76	68	82	104

32	E2932	144	74	70	81	108
33	E2933	136	78	72	86	106
34	E2934	142	78	70	82	108
35	E2935	140	80	76	84	110
36	E2936	142	74	74	84	102
37	E2937	138	78	74	90	108
38	E2938	134	78	80	88	104
39	E2939	146	76	84	84	106
40	E2940	140	74	80	80	108
41	E2941	136	78	74	86	102
42	E2942	130	78	80	84	107
43	E2943	138	80	84	70	105
44	E2944	130	74	82	82	108
45	E2945	136	76	80	82	104
46	E2946	132	74	74	80	108
47	E2947	138	78	68	80	106
48	E2948	140	78	70	88	108
49	E2949	136	80	72	86	110
50	E2950	132	74	70	78	102
51	E2951	130	78	76	82	108
52	E2952	132	78	74	83	104
53	E2953	130	76	84	84	106

54	E2954	130	74	76	84	108
55	E2955	136	78	74	70	102
56	E2956	134	78	80	82	107
57	E2957	136	80	84	82	105
58	E2958	130	74	82	80	108
59	E2959	128	80	80	80	104
60	E2960	140	74	74	88	108

- P.B. médio = 136,73 (Sys)
- P.B. médio = 77,13 (Dia)
- FC média =76,66 (Bpm)
- FBS médio= 82,43 (mg/dl)
- RBS médio= 106,36 (mg/dl)

Valor P	< 0.0001
Significativamente diferente? (P < 0.05)	Sim
Média ± SEM da coluna A	136.7 ± 0.7225 N=60
Média ± SEM da coluna B	77.13 ± 0.3340 N=60
Diferença entre médias	-59.60 ± 0.7959
Intervalo de confiança de 95%	-61,18 a -58,02

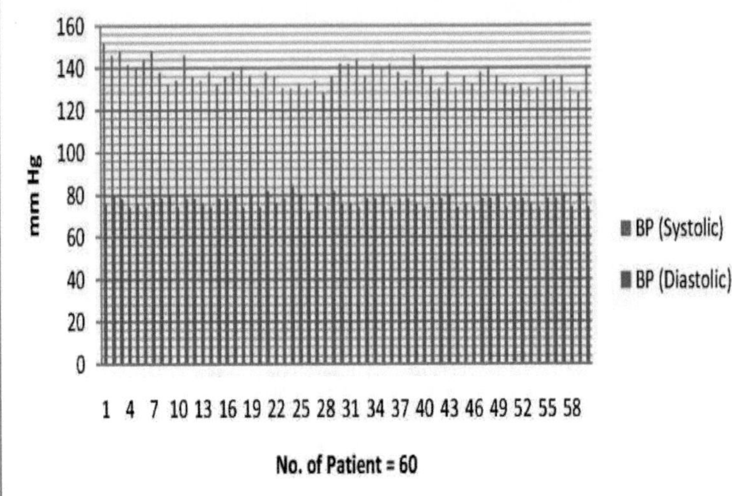

Gráfico 13: PA na visita 4

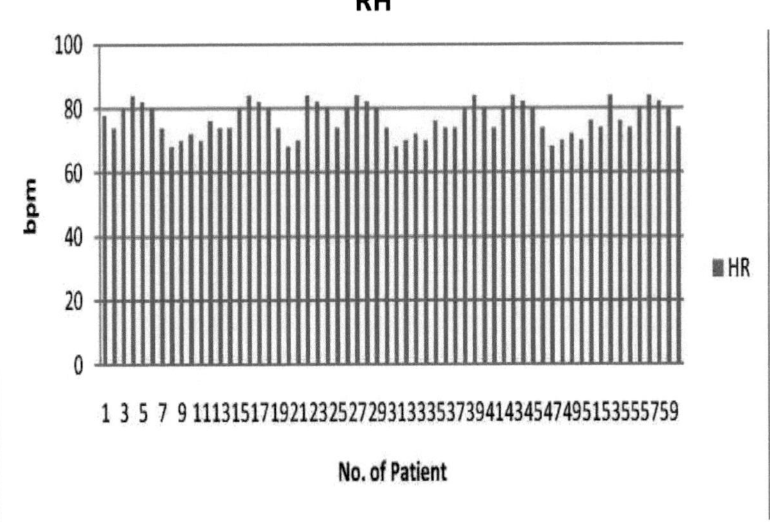

Gráfico 14: FC na visita 4

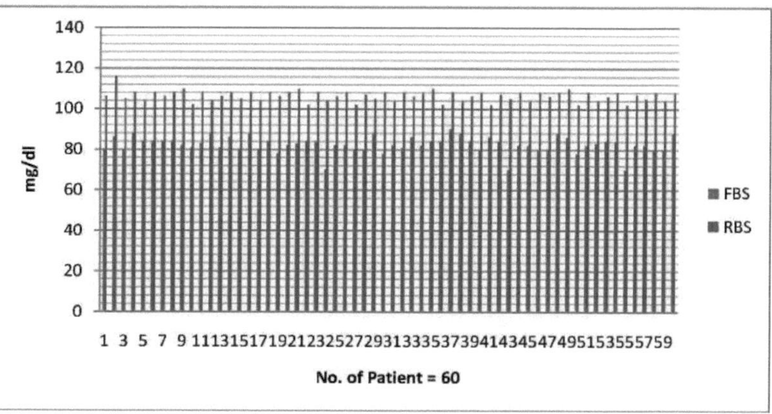

Gráfico: 15 FBS e RBS na visita de rastreio

Visitar 4

S.N.	Número de rastreio do doente	Urina Análise	Urina Gravidez Teste	ECG	AE E SAE Relatórios
1	E2901	Negativo	N/D	WNL	Não ocorre
2	E2902	Negativo	N/D	WNL	Tonturas
3	E2903	Negativo	N/D	WNL	Não ocorre
4	E2904	Negativo	N/D	WNL	Não ocorre
5	E2905	Negativo	Negativo	WNL	Náuseas
6	E2906	Negativo	N/D	WNL	Não ocorre
7	E2907	Negativo	N/D	WNL	Não ocorre
8	E2908	Negativo	N/D	WNL	Tonturas
9	E2909	Negativo	N/D	WNL	Não ocorre
10	E2910	Negativo	N/D	WNL	Vómitos

11	E2911	Negativo	N/D	WNL	Não ocorre
12	E2912	Negativo	Negativo	WNL	Náuseas
13	E2913	Negativo	N/D	WNL	Não ocorre
14	E2914	Negativo	N/D	WNL	Não ocorre
15	E2915	Negativo	Negativo	WNL	Não ocorre
16	E2916	Negativo	N/D	WNL	Fadiga
17	E2917	Negativo	N/D	WNL	Não ocorre
18	E2918	Negativo	Negativo	WNL	Não ocorre
19	E2919	Negativo	N/D	WNL	Dor de cabeça
20	E2920	Negativo	N/D	WNL	Não ocorre
21	E2921	Negativo	N/D	WNL	Não ocorre
22	E2922	Negativo	N/D	WNL	Dor de cabeça
23	E2923	Negativo	Negativo	WNL	Não ocorre
24	E2924	Negativo	Negativo	WNL	Não ocorre
25	E2925	Negativo	N/D	WNL	Tonturas
26	E2926	Negativo	N/D	WNL	Não ocorre

27	E2927	Negativo	Negativo	WNL	Não ocorre
28	E2928	Negativo	N/D	WNL	Não ocorre
29	E2929	Negativo	N/D	WNL	Diarreia
30	E2930	Negativo	Negativo	WNL	Não ocorre
31	E2931	Negativo	Negativo	WNL	Não ocorre
32	E2932	Negativo	N/D	WNL	Não ocorre
33	E2933	Negativo	N/D	WNL	Não ocorre
34	E2934	Negativo	Negativo	WNL	Náuseas
35	E2935	Negativo	N/D	WNL	Não ocorre
36	E2936	Negativo	N/D	WNL	Fadiga
37	E2937	Negativo	N/D	WNL	Não ocorre
38	E2938	Negativo	N/D	WNL	Não ocorre
39	E2939	Negativo	Negativo	WNL	Não ocorre
40	E2940	Negativo	Negativo	WNL	Não ocorre
41	E2941	Negativo	N/D	WNL	Não ocorre
42	E2942	Negativo	N/D	WNL	Tonturas

43	E2943	Negativo	Negativo	WNL	Não ocorre
44	E2944	Negativo	N/D	WNL	Não ocorre
45	E2945	Negativo	N/D	WNL	Diarreia
46	E2946	Negativo	Negativo	WNL	Não ocorre
47	E2947	Negativo	Negativo	WNL	Não ocorre
48	E2948	Negativo	N/D	WNL	Tonturas
49	E2949	Negativo	N/D	WNL	Não ocorre
50	E2950	Negativo	Negativo	WNL	Não ocorre
51	E2951	Negativo	N/D	WNL	Vómitos
52	E2952	Negativo	N/D	WNL	Não ocorre
53	E2953	Negativo	N/D	WNL	Não ocorre
54	E2954	Negativo	N/D	WNL	Não ocorre
55	E2955	Negativo	Negativo	WNL	Diarreia
56	E2956	Negativo	Negativo	WNL	Não ocorre
57	E2957	Negativo	N/D	WNL	Não ocorre
58	E2958	Negativo	N/D	WNL	Não ocorre

59	E2959	Negativo	Negativo	WNL	Não ocorre
60	E2960	Negativo	N/D	WNL	Não ocorre

Alterações dos parâmetros metabólicos após o tratamento

S.N.	Número de rastreio do doente	S. Certanina (mg/dl)	Total Cho. (Mg/ dl)	Triglicéridos (Mg/ dl)	LDL (Mg/ dl)	HDL (Mg/ dl)
1	E2901	0.80	150	145	70	50
2	E2902	0.72	148	138	72	52
3	E2903	0.87	142	141	81	56
4	E2904	0.70	130	144	77	48
5	E2905	0.77	154	147	71	46
6	E2906	0.86	160	142	75	52
7	E2907	1.00	135	140	69	46
8	E2908	0.78	148	148	71	52
9	E2909	0.66	138	145	70	42
10	E2910	0.77	120	140	72	43
11	E2911	0.86	130	132	81	44
12	E2912	0.74	135	136	77	46
13	E2913	0.92	136	141	71	48
14	E2914	0.78	130	143	75	51
15	E2915	0.84	120	138	69	46

16	E2916	0.90	140	137	71	47
17	E2917	0.96	148	142	70	52
18	E2918	0.82	132	140	72	43
19	E2919	0.69	138	132	81	49
20	E2920	0.76	133	136	77	43
21	E2921	0.80	128	141	71	43
22	E2922	0.71	135	163	75	44
23	E2923	0.84	134	158	69	46
24	E2924	0.72	126	165	71	48
25	E2925	0.80	120	161	71	51
26	E2926	0.91	136	159	85	46
27	E2927	1.01	138	144	71	47
28	E2928	0.86	126	148	70	52
29	E2929	0.73	124	158	72	48
30	E2930	0.70	130	150	81	47
31	E2931	0.77	120	140	77	51
32	E2932	0.74	124	148	71	43
33	E2933	0.81	140	145	75	48
34	E2934	0.76	152	140	69	48

35	E2935	0.84	150	132	71	44
36	E2936	0.88	140	130	71	45
37	E2937	0.89	148	136	70	47
38	E2938	0.81	162	140	72	52
39	E2939	0.68	154	138	68	52
40	E2940	0.74	164	137	69	44
41	E2941	0.76	153	142	84	46
42	E2942	0.72	159	134	86	51
43	E2943	0.86	141	122	74	48
44	E2944	0.78	147	128	72	48
45	E2945	0.81	153	145	71	44
46	E2946	0.84	158	140	70	48
47	E2947	0.86	143	132	72	47
48	E2948	0.79	156	129	81	54
49	E2949	0.71	150	132	77	52
50	E2950	0.72	150	136	71	44
51	E2951	0.74	147	138	75	46
52	E2952	0.70	138	130	69	51
53	E2953	0.85	164	149	75	48

54	E2954	0.74	165	136	71	48
55	E2955	0.84	145	140	82	54
56	E2956	0.81	160	128	88	44
57	E2957	0.83	158	139	90	45
58	E2958	0.74	137	126	80	52
59	E2959	0.72	143	129	85	47
60	E2960	0.74	158	130	68	56

Tipo de visita	PA (SYS) (Média ± DP)	PA (DIA) (Média ± DP)
Rastreio	160.1 ± 0.9501	95.57 ± 0.2333
Visita 1	155.8 ± 0.9103	91.30 ± 0.2924
Visitar 2	151.2 ± 0.8793	87.10 ± 0.3602
Visitar 3	138.2 ± 0.9023	76.30 ± 0.4982
Visitar 4	136.7 ± 0.7225	77.13 ± 0.3340

Tabela: Alterações globais com média ± DP

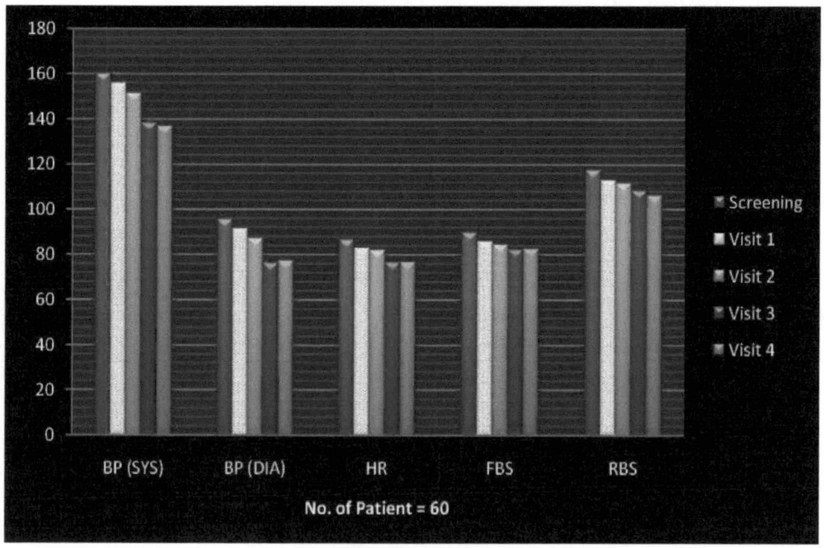

Gráfico 16: Alterações globais

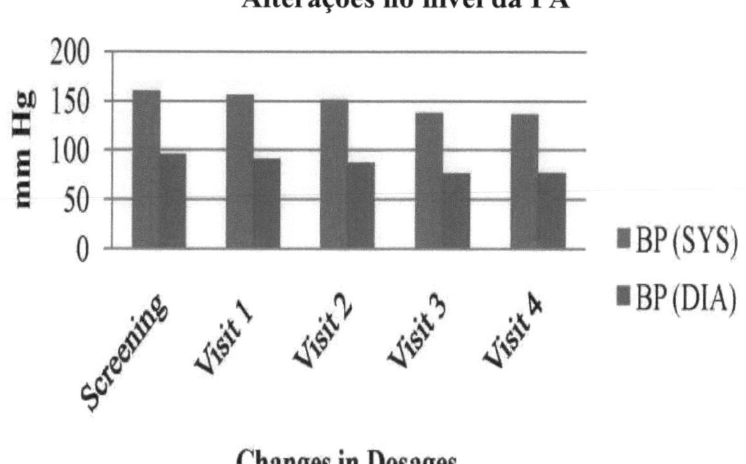

Gráfico 17: Alterações no nível da PA (**de** acordo com as alterações de dosagem em cada visita)

Alterações dos parâmetros metabólicos após o tratamento.

Tipo de visita	Rastreio	Visitar 4
S. Certanina (mg/dl)	0.7960 ± 0.07790	0.7850 ± 0.07682
Total Cho. (mg/ dl)	151.4 ± 13.31	142.4 ± 12.56
Triglicéridos (mg/ dl)	153.0 ± 13.71	140.4 ± 9.199
LDL (mg/ dl)	84.52 ± 9.534	74.37 ± 5.520
HDL (mg/ dl)	46.42 ± 3.169	3.500

Capítulo 7
DISCUSSÃO

O enalapril tem um efeito antiproteinúrico independente do efeito sobre a pressão arterial sistémica. O tratamento com enalapril pode reduzir a taxa de declínio da função renal em doentes com nefropatia diabética mais do que um tratamento anti-hipertensivo igualmente eficaz com metoprolol. Isto aponta para um efeito protetor renal específico dos inibidores da enzima de conversão da angiotensina na nefropatia diabética.

A hipertensão é mais comum nas pessoas com diabetes do que na população não diabética43 e está bem estabelecida como uma causa que contribui para as complicações microvasculares da diabetes.44 O controlo da hipertensão diminui a albuminúria, atrasa a nefropatia e melhora a sobrevivência tanto na diabetes tipo 1 como na diabetes tipo 2.3

O sistema renina-angiotensina tornou-se o alvo da estratégia mais eficaz para o controlo da hipertensão e, independentemente, para a redução das anomalias fisiopatológicas que conduzem à fuga de proteínas renais.45 Esta estratégia está mais bem estabelecida na diabetes tipo 1, mas há cada vez mais provas de que os mesmos princípios fisiopatológicos e o mesmo tratamento também se aplicam à diabetes tipo 2.44 Além disso, a hipertensão é provavelmente um risco primário comum para as complicações renais e outras complicações cardiovasculares não renais da diabetes.

Os inibidores da ECA devem ser utilizados na presença de microalbuminúria, independentemente da presença ou ausência de hipertensão na diabetes tipo 11,47 e são também amplamente utilizados em doentes normotensos com diabetes tipo 2. O efeito dos inibidores da ECA é provavelmente não só através da redução da pressão arterial sistémica, mas também através de efeitos diretos na hemodinâmica intraglomerular.50 Num estudo prospetivo de doentes diabéticos de tipo 2 com microalbuminúria mas pressão arterial normal, os doentes foram aleatorizados para enalapril (Vasotec) 5 mg/dia ou nenhum tratamento.51 Após 4 anos, a excreção urinária de albumina aumentou nos doentes não tratados de 93,9 para 150,0 mg por 24 horas. No grupo tratado com enalapril durante este período de 4 anos, no entanto, a excreção de albumina diminuiu significativamente de 115,4 para 75,3 mg por 24 horas. Não se verificaram alterações na depuração da creatinina, na pressão arterial ou na HbA1c em nenhum dos grupos, o que sugere que o efeito benéfico do inibidor da ECA é independente da sua ação anti-hipertensiva sistémica.

O debate está a alargar-se para incluir doentes normotensos, normoalbuminúricos e o papel dos inibidores da ECA na prevenção da nefropatia diabética antes de haver qualquer evidência da sua presença.32 Num ensaio em dupla ocultação, controlado por placebo, 156 doentes diabéticos tipo 2, normotensos, sem microalbuminúria, foram aleatorizados para tratamento com enalapril (10 mg/dia) ou placebo.52 Após 6 anos, a microalbuminúria desenvolveu-se em 19% dos doentes com placebo e em 6,5% dos doentes com enalapril. Durante este período, a depuração da creatinina diminuiu a uma taxa de 2,4 ml/min/ano no grupo do placebo e de 1,5 ml/min/ano no grupo do enalapril. A HbA1c diminuiu ligeiramente em ambos os grupos e a tensão arterial manteve-se normal. Se confirmados e alargados, estes estudos têm implicações importantes para as estratégias de prevenção da nefropatia diabética nas fases iniciais da lesão ou antes delas.

Atualmente, a maioria das evidências e orientações publicadas sugerem os inibidores da ECA como anti-hipertensores de primeira escolha em doentes com diabetes. No entanto, a extensão da redução da pressão arterial, e não a classe de agente anti-hipertensor utilizado, parece ser o fator mais importante na proteção renal. A pressão arterial <130/85 mm Hg está associada a uma função renal preservada.46,54-57 Os agentes bloqueadores dos canais de cálcio demonstraram ter efeitos benéficos,35 e as combinações de inibição da ECA e bloqueio dos canais de cálcio demonstraram resultados positivos,58 mas é necessária uma maior clarificação dos efeitos relativos dos agentes dihidropiridínicos e não dihidropiridínicos. Há cada vez mais evidências de que os bloqueadores dos receptores da angiotensina II têm efeitos protectores renais semelhantes na diabetes59 , estando atualmente em curso mais estudos7.

As recomendações actuais da ADA são para baixar a pressão arterial para 130/85 mm Hg em adultos não grávidas.1 Para os doentes com hipertensão sistólica isolada >180 mm Hg, o objetivo é a pressão sistólica <160 mm Hg, e para os doentes com pressão sistólica isolada 160179 mm Hg, o objetivo é baixar a pressão sistólica em 20 mm Hg. O uso de inibidores da ECA é recomendado em pacientes com diabetes tipo 1 e microalbuminúria, mesmo que sejam normotensos. Nos doentes do tipo 2, a evidência para o uso de inibidores da ECA em doentes normotensos com microalbuminúria não é tão conclusiva nesta altura, mas está a acumular-se.

CONCLUSÃO

É extremamente importante prestar atenção à prevenção como preferência ao tratamento da nefropatia diabética. Quando a nefropatia se manifesta, a progressão não pode ser evitada, apenas retardada. O indicador clínico mais precoce de lesão renal é a microalbuminúria, que deve ser rastreada a intervalos regulares com testes sensíveis.

Vários estudos demonstram o efeito preventivo da redução da glicemia nas complicações microvasculares da diabetes, incluindo a nefropatia, e servem de base para a ênfase no controlo glicémico rigoroso em vez do controlo casual. Antes e especialmente após o início da nefropatia precoce, o controlo da pressão arterial é fundamental para prevenir ou retardar a progressão da lesão renal. Os agentes de primeira escolha para o tratamento da microalbuminúria são os inibidores da ECA.

O enalapril tem um efeito antiproteinúrico independente do efeito sobre a pressão arterial sistémica. O tratamento com enalapril pode reduzir a taxa de declínio da função renal em doentes com nefropatia diabética mais do que um tratamento anti-hipertensivo igualmente eficaz com metoprolol. Isto aponta para um efeito protetor renal específico dos inibidores da enzima de conversão da angiotensina na nefropatia diabética.

REFERÊNCIAS:

Hostetter T.H. 'An editorial on prevention of renal disease caused by typell, diabetes' p.no. 910-911.

Bertram G. Katzung, Susanne B. Masters, 'Basic and clinical pharmacology,' 11ª edição TATA McGraw-Hill international edition, p.no. 736.

Bennett e Brown 'Clinical pharmacology', 9ª edição, publicação da Elsevier, p.nº 695-696.

Lancet "Pathogenesis, prevention and treatment of diabetic nephropathy" (Patogénese, prevenção e tratamento da nefropatia diabética), 352:213219.

Rang e Dale 'Pharmacology' 6ª edição da publicação Churchill Livingstone, p.no.402-403.

Andersen AR, Christiansen JS, Deckert.T, diabetologia. 'Diabetic nephropathy in type 1 diabetes: an epidemiological study', 25:496-501, 1983

Forseblom CM, Group PH, Salorata C 'Predictors of progression from normal albuminria to microalbuminuria in NIDDM', diabetes care 21:1932-1938, 1998

Gall MA, Hougard P, Parving HH 'Risk factors for development of incipient and overt diabetic nephropathy in patients with non-insulin dependent diabetes mellitus: prospective observational study'BMJ 314:783-788, 1997.

Viberti GC, Hill RD, Jarrett RJ, Keen H, lancet 'Microalbuminuria as a predictor of clinical nephropathy in insulin-dependent diabetes mellitus'1430-1432,1982.

Relatório anual de dados USRDS 2003: Atlas of End Stage Renal Disease in the United States, Bethesda, MD, National Institute of Health, National Institute of Diabetes and Kidney Disease, 2003.

Murussi M, Baglio P, Gross Jl, 'Risk Factors For Microalbuminuria and Macroaibuminuria In Type 2 Diabetic Patients: A 9-Year Follow Up Study", Diabetes Care 25:1101-1103, 2002.

European journal of clinical investigation (2004) 34, 785-796.

Brownlee M. "Complicações da diabetes mellitus". In prlarsen et.al eds., Williams textbook of endocrinology, 11th edition, p.no.1417-1498. Philadelphia: Saunders Elsevier.

Joshi SR 'Challenges in Diabetes care in India : sheer numbers, lack of awareness and inadequate control', JAPI, VOL. 56, JUNHO 2008.

http://diabetes.niddk.nih.gov/about/dateline/spri02/1.htm

http://www.eatlas.idf.org/Costs%5Fof%5Fdiabetes.

Organização Mundial de Saúde. Prevenção da diabetes mellitus. Relatório de um grupo de estudo da OMS. Genebra: Organização Mundial de Saúde; 1994. No. 844.

Hu FB. Globalização do diabetes: o papel da dieta, estilo de vida e genes. Diabetes Care 2011; 34 (6): 1249-1257.

Wild S, Roglic G, Green A, Sicree R, King H. Global prevalence of diabetes:

estimates for the year 2000 and projections for 2030. Diabetes Care 2004; 27:1047-53.

Chiarelli F, Gaspari S, Marcovecchio ML. Papel dos factores de crescimento na doença renal diabética. Horm Metab Res. Aug 2009; 41(8):585-93. [Medline]

Grupo de Investigação de Controlo e Complicações da Diabetes. Efeito da terapia intensiva no desenvolvimento e progressão da nefropatia diabética no Ensaio de Controlo e Complicações da Diabetes. O Grupo de Investigação do Controlo e Complicações da Diabetes (DCCT). Kidney Int. Jun 1995; 47(6):1703-20. [Medline].

Jennings DL, Kalus JS, Coleman CI, Manierski C, Yee J. Combination therapy with an ACE inhibitor and an angiotensin recetor blocker for diabetic nephropathy: a meta-analysis. Diabet Med. maio 2007; 24(5):486-93. [Medline]. .

Fundação Nacional do Rim. KDOQI clinical practice guidelines and clinical practice recommendations for diabetes and chronic kidney disease. Am J Kidney Dis. 2007; 49 (suppl 2):S1-S179.

Molitch ME, Genuth S. 'Complicações da diabetes mellitus'. Em DC Dale, DD Federman, eds., ACP Medicine, secção 9, cap. 3. New York: WebMD.

Imai E, Chan JC, Ito S, et al. Effects of olmesartan on renal and cardiovascular outcomes in type 2 diabetes with overt nephropathy: a multicentre, randomised, placebo- controlled study. Diabetologia. Dez 2011; 54(12):2978-2986. [Medline]

Ballard DJ, Humphrey LL, Melton LJ 3rd, et al. Epidemiologia da proteinúria persistente na diabetes mellitus tipo II. Estudo de base populacional em Rochester, Minnesota. Diabetes 1988; 37: 405-12. [PubMed].

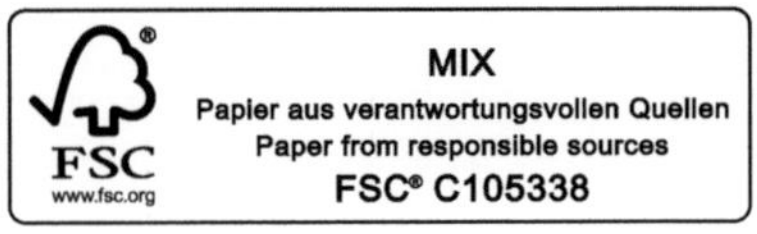

Printed by Books on Demand GmbH, Norderstedt / Germany